＼症例でわかる 明日のケアに活かせる／

糖尿病薬物療法
指導力アップ講座

看護師、薬剤師、管理栄養士…
糖尿病スタッフの力で患者を支える

監修
曽根博仁
新潟大学大学院医歯学総合研究科血液・内分泌・代謝内科教授

編集
朝倉俊成
新潟薬科大学薬学部臨床薬学研究室教授

MCメディカ出版

監修のことば

　このたび、薬剤師として、わが国の糖尿病療養指導界で長年指導的な立場でご活躍、ご貢献されてきた朝倉俊成教授が、多くの臨床現場のベテランの先生がたのお力を結集し、現場医療者向けの指導書を編集、執筆されました。本書の最大の特長は、教科書的基本事項にとどまらず（それらのエッセンスもとてもわかりやすくまとまっていますが）、多くの患者さんのケースに即して、具体的かつ効果的な指導方法のコツが含まれている点であります。これらの患者さんのケースやそのやりとりは、実際に臨床現場でよく遭遇する典型的なパターンであり、朝倉先生ならびにベテラン執筆者の先生がたの豊富なご経験を何よりもよく示しているものです。

　朝倉先生は、薬学部教授というご多忙なお立場にもかかわらず、現役の糖尿病療養指導士としてわれわれの日常診療現場にお出でいただき、若い医師を含む医療スタッフをご指導いただきながら、ともに診療にあたっている仲間です。「患者さんのために」という先生のご姿勢と思いが結晶化された本書は、糖尿病療養指導に携わるすべての医療者（薬剤師にとどまらず）の参考になるだけでなく、ベテラン糖尿病療養指導士や糖尿病専門医にも多くの気づきを与えてくれるものであり、明日からの臨床で試してみたいと思われるエッセンスを多く含むものだと思います。

　本書を活用するかたが増えることにより、わが国の糖尿病療養指導のレベルと患者さんの健康寿命とQOLが向上することを祈念してやみません。

2019年7月

新潟大学大学院医歯学総合研究科血液・内分泌・代謝内科教授
曽根博仁

編集にあたって

　近年、糖尿病の治療薬が数多く発売され、糖尿病薬物療法の多様性が増してきております。しかし、医薬品の手札が増えたとしても、個々の患者さんを"ひとりの生活者"として見守りながら良質な血糖コントロールを継続するためのサポートを模索しなければなりません。通常、薬物療法について学習する場合、医薬品の薬学的特性について学び、病態に絡めて解釈するという手法が主となります。とくに医薬品は化学物質（モノ）ですから、適正使用情報をしっかりと押さえることが基本です。しかし、ここで大切なことは、それを使用するのは"ひとりの生活者"であるということです。私は、常々この「モノとヒトの関係」に着目してきました。そのような折、症例検討を題材とした研修の企画に関与することになり、研修のありかたについて考える機会をいただきました。その経験から、薬物療法を行っている患者さんへのアプローチ法を、いくつかの事例で模擬体験できるような書籍の必要性を強く感じました。そこで、第一線でご活躍されている先生がたに療養指導のコツをまとめていただくことになりました。

　第1部では総論として基本的なポイントをまとめました。そして第2部の症例検討ではさまざまな患者さんを取り上げ、症例紹介、問題点の抽出、カンファレンスシーン、実際のかかわり、経過、ポイントをまとめました。また、これを症例勉強会のディスカッションなどの題材として使用していただく際に必要なファシリテーションのポイントについてもまとめました。ぜひ、個人学習以外に、おおいに集団研修会のテキストとしても活用いただきたいと思います。

　最後に、快くご執筆いただきました著者の先生がた、内容や構成につきまして監修いただきました新潟大学大学院医歯学総合研究科血液・内分泌・代謝内科教授 曽根博仁先生、そして本企画を素晴らしい形にしてくださいました富園千夏様はじめメディカ出版の皆様に感謝いたします。

2019年7月

新潟薬科大学薬学部臨床薬学研究室教授
朝倉俊成

contents

監修のことば 3

編集にあたって 4

第1部 総論

第1章 糖尿病薬物療法の基本的な考え方 10

第2章 糖尿病治療薬の種類とそれぞれの作用 18

第3章 各職種が薬物療法を支えるために求められること

1 薬剤師に求められる視点と実践のポイント 22

2 看護師に求められる視点と実践のポイント 26

3 多職種連携におけるポイント 29

第4章 薬物療法指導において特別に求められる技能

1 自己注射指導と補助具使用での留意点 32

2 簡易血糖自己測定機器に関する指導 36

第2部 症例検討20

第1章 糖尿病薬の導入前

1 サプリメントを使用しているが、それを医師には話していない患者 ……… 42

第2章 経口薬

1 経口血糖降下薬が追加されたが、きちんと薬を飲めていない患者 ……… 48

2 複数の経口薬を処方されていて、すべてを飲めていない患者 ……… 53

3 副作用をおそれて薬の量を減らし、血糖コントロールが悪化している患者 ……… 58

第3章 注射薬

1 経口薬のみで長年治療を続けていたが、インスリン製剤を併用することとなった患者 ……… 66

2 自己注射の導入を拒否する患者 ……… 74

3 自己流の手技で注射をしていた患者 ……… 83

4 低血糖を起こしているが、それに気づいておらず体重が増加している患者 ……… 89

5 血糖コントロール改善目的でインスリンポンプを導入したが改善されない患者 ……… 97

6 血糖自己測定値の虚偽が疑われる患者 ……… 109

第4章　合併症・他疾患

1. 網膜症による視力低下でこれまでどおりの食事・薬物療法が困難になった患者 ………… 118
2. 透析療法中の患者 ………… 125
3. 他疾患の薬剤も含め残薬が多く重症低血糖、糖尿病腎症のある患者 ………… 132
4. 心筋梗塞を契機に2型糖尿病と診断された患者 ………… 141

第5章　ライフスタイル別

1. 進学に伴い、定期的に打てていた自己注射が不規則になった1型糖尿病患者 ………… 149
2. 妊娠希望／妊娠中の糖尿病患者 ………… 158
3. 認知症のために長年できていた自己注射の継続が困難になった患者 ………… 169
4. 生活が不規則で定期的に食事や服薬／注射のできない患者 ………… 176
5. 多忙な仕事・家族の介護による受診延期をきっかけに長期中断となった患者 ………… 183
6. 医療者に黙って過度な糖質制限食を行っており、低血糖が頻発した患者 ………… 190

糖尿病治療用注射製剤に関わる「補助具」の適正使用のための留意点 ………… 196
索引 ………… 198
執筆者一覧 ………… 202
監修者紹介 ………… 204
編者紹介 ………… 205

おことわり

＊本書の情報は 2019 年 7 月現在のもので、糖尿病治療における薬剤について示しています。

＊編集制作に関しては、最新の情報を踏まえ、正確を期すよう努めておりますが、医学・医療の進歩により記載内容は変更されることがあります。その場合、従来の治療や薬剤の治療による不慮の事故に対し、著者、編者、監修者、当社は責を負いかねますことをご了承ください。

＊本書に掲載した薬剤の使用法などは適応外使用を含み、著者の所属施設での実践例や一般的な投与例です。本提供事例に示された適否が、すべての個別診療内容に係る審査において、画一的あるいは一律的に適用されるものでないことにご留意ください。個々の患者さんへの治療・ケアにあたっては、事前に必ず医師・薬剤師とともにガイドラインなどをご確認ください。

＊各製剤・製品の使用時には最新の添付文書などをご参照ください。

第1部

総論

第1章 糖尿病薬物療法の基本的な考え方

新潟大学医歯学総合病院内分泌・代謝内科助教　**松林泰弘**（まつばやし・やすひろ）

はじめに

　糖尿病治療の目的は、合併症の発症・進展を抑え、健康寿命の延伸に努めるとともに、個々の患者における最適な生活の質（quality of life；QOL）を保持することです[1]。この目標を達成するには、個別化した患者中心のケアを行うという姿勢が求められ、近年のガイドライン改訂ではこの点がとりわけ重視される傾向にありますが[1-3]、わが国での日常糖尿病診療では必ずしも十分浸透しているとはいえません。

　この点においては個別化医療が進んでいる、がん診療をイメージし、比較してみるとよくわかるでしょう。がん診療においては、「①がんの種類・組織系の診断」のみですぐに治療に移

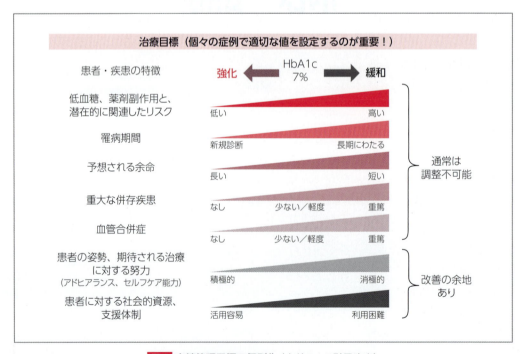

図1 血糖管理目標の個別化（文献3より引用改変）

るといったようなことはまずありません。「②全身評価の結果からステージ分類」を行い、「③ほかの基礎疾患の程度や年齢、日常生活動作（activities of daily living：ADL）を評価」し、「④さらには患者本人、家族の意向なども取り入れたうえで治療指針が決定」する……といった流れが一般的です。

しかし、糖尿病診療においてはどうでしょう。そもそも現在の糖尿病診療では②の概念はほぼ存在せず、また③④に関してもきわめて多忙な診療業務の陰で十分配慮されていない、といったところが現状ではないでしょうか。とはいえ、非常に数の多い糖尿病患者の診療において、多くの医療機関では一人ひとりの患者の診療に割ける時間はごくわずかに限られているのが現実であり、そのなかで前記すべての実践は不可能と考える読者も多いことでしょう。

しかし、前記の考え方をつねに意識して診療にあたることで、個々の患者においてもっとも重視しなければならないポイントが見えてくることは多く、その結果を薬物治療に反映させることはきわめて重要なプロセスです。このスタンスはこれからの糖尿病診療において、医師のみならず、関係するすべてのスタッフが共通認識としてもっておく必要があります（図1）。

実際の糖尿病薬物療法の流れ

糖尿病薬物療法は、以下のステップに従い検討を進めていくとよいでしょう。

■ ステップ1

第一に、インスリン療法の適応（とくに絶対的適応にあるか）について十分に考慮します。ここでは1型糖尿病が考えられるケース、高血糖に伴う急性合併症（糖尿病ケトアシドーシスなど）をすでに呈している、あるいはそのような状態に陥りつつある状況かどうかを、確実に判断します。

患者の症状、理学所見（バイタルサイン、意識レベル、脱水所見の有無、重篤な感染症といった高血糖・代謝失調の引き金になるような併発疾患の有無）、体重歴（急激な体重減少など）、病歴聴取（甘い清涼飲料水の多飲歴、症状の経過、家族歴の有無など）が重要です（表1も参照してください）。インスリン療法の絶対的適応が疑われるようなケースでは、すみやかなインスリン治療の開始（多くの場合、緊急入院対応が必要）が必須となります。この判断を誤ると命にかかわる重篤な事態につながるため、非常に重要なステップです。判断に悩むようなケースでは、すみやかに糖尿病専門医へ紹介したほうがよいでしょう。

■ ステップ2

現時点では積極的なインスリン療法の適応ではないと判断されたケース（2型糖尿病患者の大部分がこのケースに当てはまり、以下は2型糖尿病患者であることを前提に記載します。ただし、内分泌疾患や薬剤などに関連する2次性糖尿病を見逃さないように留意しなければなりません）では、「相対的インスリン分泌不全」「インスリン抵抗性」という2つの病態のバラン

スを意識し、最適な薬剤について検討します。たとえば、肥満を有する症例であれば「インスリン抵抗性＞インスリン分泌不全」と考えられるため、メトホルミン塩酸塩をはじめとしたインスリン抵抗性改善薬をまず考慮する、などといった具合です。この際、表1、2にあげるような事項の確認をとおし、病態把握に努めたうえで、わが国の糖尿病治療ガイド[2]（図2）を参考に、もっとも適した投薬内容を検討します。例として、肥満2型糖尿病患者に対する治療アプローチの考え方を図3に示します。

また、欧米のガイドライン[3]（図4）もとても参考になります。わが国のガイドラインと決定的に異なるのは、「2型糖尿病の患者の薬物治療のファーストラインにメトホルミン塩酸塩を位置づけている点（心血管イベント抑制効果が期待され[9]、かつ安価でもあるため）」「動脈硬化性心血管疾患（atherosclerotic cardiovascular disease；ASCVD）、もしくは慢性腎臓病（chronic kidney disease；CKD）の既往の有無を薬剤選択に反映させている点（近年の大規模臨床試験の結果[10, 11]を踏まえ、これらの既往がある患者ではSGLT2阻害薬やGLP-1受容体作動薬の積極的な使用を推奨）」「ASCVD、CKDの既往がない患者においては、低血糖リスク、体重増加抑制／減量、薬剤のコスト、これらの項目のどれを重視すべきケースかで分類がなされている点」です。

薬剤選択の順序づけがある程度なされている点で使いやすく、また日本人2型糖尿病診療に

表1 糖尿病の病型・病期・病態の検討のための検査（文献4を参考に筆者作成）
糖尿病の診断と同時に、病型・病期を同定し、インスリン抵抗性やインスリン分泌能の低下についても評価することは、治療法選択のうえでも必須である。

a. 問診
病型を決定するうえで、家族歴、体重歴、最近の体重変化、生活習慣、依存疾患、血糖値に影響を及ぼす薬物による治療歴、口渇・多飲・多尿などの自覚症状の有無を聴取
b. 身体所見
BMI＝体重(kg)÷[身長(m)]^2、また腹囲（ウエスト周囲長）を計測
c. 尿検査
尿糖、ケトン体（病態把握）、尿中蛋白・アルブミン（糖尿病腎症の病期判定）
d. インスリン値（インスリン抵抗性・インスリン分泌能の定量化）
HOMA-R、HOMA-β、インスリン分泌指数
e. 血中・尿中Cペプチド値
インスリン分泌指標
f. 膵島関連自己抗体
GAD抗体、IA-2抗体、ZnT8抗体などの膵島関連自己抗体

表2 インスリン分泌能の評価（文献5、6を参考に筆者作成）

指数	方法	意義
HOMA-β	●空腹時血中インスリン（IRI）値と空腹時血糖値（FPG）から算出する HOMA-β（%）＝IRI×360／（FPG−63）	●内因性インスリン分泌能の簡便な指標となる ●正常値：40〜60%
インスリン分泌指数（insulinogenic index；II）	●75gOGTT後の初期30分間の、血中グルコース濃度変化「ΔPG（30'）」に対する血中インスリン濃度変化「ΔIRI（30'）」を算出する $$II = \frac{\Delta IRI\,(30')\ \mu U/mL}{\Delta PG\,(30')\ mg/dL}$$	●とくに、糖負荷後初期30分間の血中インスリン（IRI）反応が、膵β細胞のインスリン分泌能を反映する ●75gOGTT後のIIの正常下限値は0.4で、これ未満ではインスリンの初期分泌障害が存在するとされる
Cペプチド（C-peptide immunoreactivity；CPR）	●尿中または血中のCペプチドを測定する	●Cペプチドを測定することで、内因性のインスリン分泌能を評価できる ●インスリン依存状態の目安は、尿中CPR20μg/日以下、空腹時血中CPR0.6ng/mL未満とされる
グルカゴン負荷試験	●早朝空腹時にグルカゴンを静注し、5または6分後に採血して血糖とCPRを測定する	●グルカゴンが有するインスリン分泌能促進作用を利用して、内因性インスリン分泌能をみる ●インスリン依存状態ではグルカゴン静注6分後の血中CPRが1.0ng/mL未満、5分後の増加量が0.5ng/mLとされる

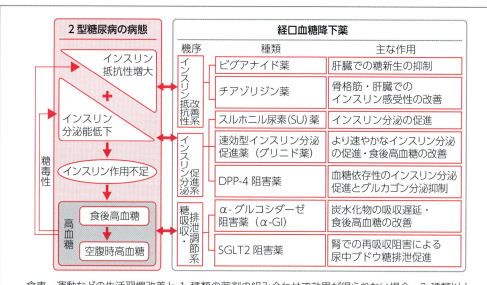

食事、運動などの生活習慣改善と1種類の薬剤の組み合わせで効果が得られない場合、2種類以上の薬剤の併用を考慮する。作用機序の異なる薬剤の組み合わせは有効と考えられるが、一部の薬剤では有効性および安全性が確立していない組み合わせもある。詳細は各薬剤の添付文書を参照のこと。

図2 病態に合わせた経口血糖降下薬の選択（文献2 p.33より転載）

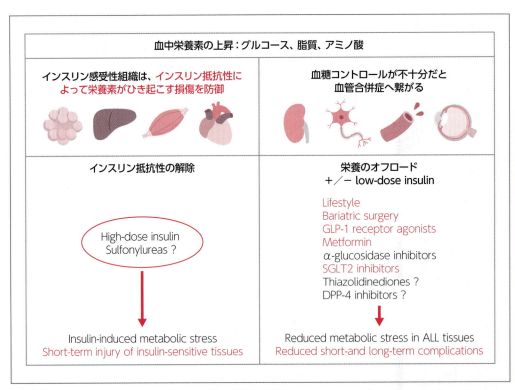

図3 難治性血糖コントロールを有する肥満2型糖尿病患者に対する治療アプローチ（文献7より引用改変）

おいても多くのケースで十分活用できるとも考えられます。しかし一方で、アジア人に比べてインスリン分泌能力が高く、高度の肥満を背景として発症する欧米人を対象としたガイドラインであり、日本人の診療においてはミスマッチと考えられるケースも存在することや、当然ながらそれぞれの薬剤の副作用リスクについても十分考慮する必要はあり、その適応には慎重を要します。

■ ステップ3

ステップ1、2である程度定まった治療内容に関し、今度は低血糖をはじめとする副作用リスクや服薬アドヒアランスの問題などを、患者個々のADL（併存疾患、認知機能などを含む）、生活環境などを十分に加味し、必要に応じ見直しを行います。

■ ステップ4

当初の治療指針が定まり治療が開始された後も、その指針が妥当かどうかはつねに見直さなければなりません。近年問題となっているclinical inertia（診療の惰性；最新の知見を取り入れない、患者の状態をタイムリーに把握しないなど）を回避すべく、図5に示すサイクルをつねに意識することが重要でしょう。

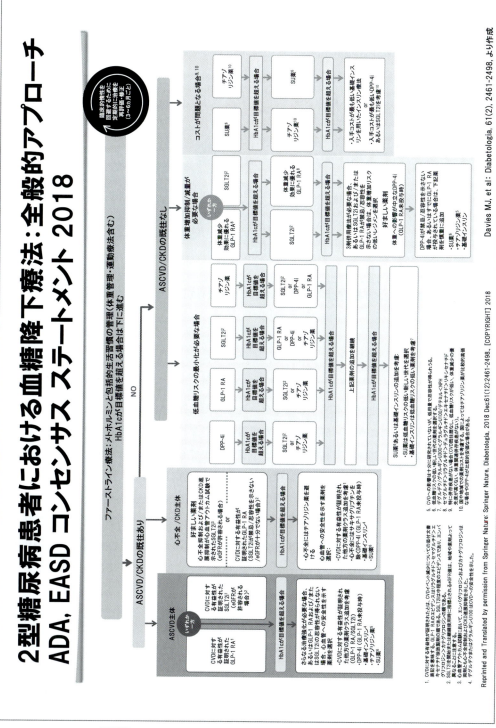

図4 2型糖尿病患者における血糖降下療法：全面的アプローチ
（ADA、EASDコンセンサス・ステートメント2018）（文献8を参考に筆者作成）

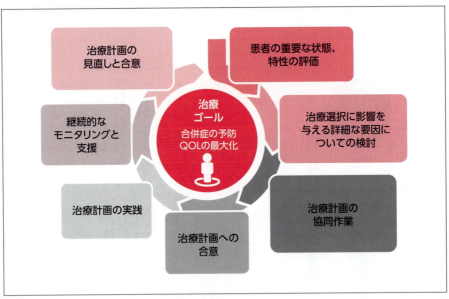

図5 2型糖尿病における患者中心の血糖マネジメントのための決定サイクル（文献3より引用改変）

おわりに

　以上、糖尿病薬物療法の基本的な考え方を、近年の国内外のガイドラインを参考に概説しました。冒頭にも述べたように、個別化された患者中心のケアの実践が求められていますが、エビデンスに基づいた具体的な実践指針はガイドライン上でもまだ不十分です。それらを補うべく、医療ビッグデータを用いた解析や、遺伝子解析技術、人工知能といった新たなツールを用いたエビデンスの創出が現在急ピッチで進捗中であり、糖尿病薬物療法の考え方は今後もアップデートされつづけます。そのためわれわれ医療者は、つねに最新の情報を得るように研鑽を重ねていく必要があります。なお、数多く存在する個々の薬剤の特性については、次項を参照してください。

引用・参考文献
1) 日本糖尿病学会編・著．"糖尿病治療の目標と指針"．糖尿病診療ガイドライン2016．東京，南江堂，2016，23-9．
2) 日本糖尿病学会編・著．"治療方針の立て方"．糖尿病治療ガイド2018-2019．東京，文光堂，2018，31-6．
3) American Diabetes Association. Standards of Medical Care in Diabetes-2019. Diabetes Care. 42 (Supplement 1), 2019, S1-193.
4) 日本糖尿病学会編・著．"糖尿病の診断：病型・病期・病態の検討のための検査"．糖尿病専門医研修ガイドブック．改訂第7版．東京，診断と治療社，2017，58-9．
5) 日本糖尿病学会編・著．"臨床検査の意義と評価法"．前掲書4)．95-147．
6) 宗田聡．"治療方針決定までのながれ：検査"．糖尿病薬物療法の管理．朝倉俊成編．東京，南山堂，2010，30-5．（薬剤師の強化書）．

7) Nolan, CJ. et al. Insulin resistance as a physiological defense against metabolic stress: implications for the management of subsets of type 2 diabetes. Diabetes. 64(3), 2015, 673-86.
8) Davies, MJ. et al. Management of hyperglycaemia in type 2 diabetes, 2018. a consensus report by the American Diabetes Association (ADA) and the European Association for the Study of Diabetes (EASD). Diabetologia. 61(12), 2018, 2461-98.
9) Holman, RR. et al. 10-year follow up of intensive glucose control in type 2 diabetes. N. Engl. J. Med. 359 (15), 2008, 1577-89.
10) Alvarez-Villalobos, NA. et al. Liraglutide and cardiovascular outcomes in type 2 diabetes. N. Engl. J. Med. 375(18), 2016, 1797-8.
11) Zinman, B. et al. Empagliflozin, cardiovascular outcomes, and mortality in type 2 diabetes. N. Engl. J. Med. 373(22), 2015, 2117-28.

第2章 糖尿病治療薬の種類とそれぞれの作用

杏林大学医学部付属病院薬剤部科長　小林庸子(こばやし・ようこ)

🔴 経口薬療法

■適応

経口血糖降下薬の適応は、おもに2型糖尿病です。食事や運動などの生活習慣改善と1種類の薬剤の組み合わせで効果が得られない場合、2種類以上の薬剤の併用も考慮します。また、妊娠中あるいは妊娠の可能性がある場合は使用できません（**13ページ図2**を参照）。

■ビグアナイド薬

おもに肝臓ではたらき、糖新生を抑制します。また、消化管からの糖吸収抑制や末梢組織でのインスリン抵抗性改善など、膵外作用によって血糖を降下させます。

肥満やインスリン抵抗性を有する症例で第一選択となりますが、非肥満症例にも有効です。なお、高齢者、腎機能障害、肝機能障害、心血管・肺機能障害を有する患者では、乳酸アシドーシスを起こす可能性があるので注意が必要です。

■チアゾリジン薬

末梢組織における糖の取り込み促進、肝臓での糖新生の抑制によってインスリン抵抗性を改善し、血糖を降下させます。

インスリン抵抗性を有する2型糖尿病が適応です。使用による心不全の増悪・発症の報告があり、おもな副作用は浮腫です。また、定期的な肝機能検査が必要です。

■スルホニル尿素（SU）薬

膵β細胞膜上のSU受容体に結合してインスリン分泌を促進し、血糖を降下させます。

インスリン分泌能が比較的保たれている2型糖尿病が適応です。おもな副作用は低血糖です。高齢者や肝・腎障害がある人が使用する場合は、遅延性低血糖をきたす可能性があります。

■速効型インスリン分泌促進薬（グリニド薬）

SU薬と同様に、膵β細胞膜上のSU受容体に結合してインスリン分泌を促進し、血糖を降下させます。SU薬より作用は早く発現し、持続時間は短いです。

食直前に服用し、2型糖尿病における食後高血糖の改善に用います。おもな副作用は低血糖です。

■ DPP-4阻害薬

　インクレチンは食事摂取に伴って消化管で産生され、膵β細胞からのインスリン分泌を促進させるホルモンですが、DPP-4という酵素で分解・不活性化されます。この薬剤は、DPP-4を阻害してインスリンの分泌を促します。

　食事療法や運動療法で高血糖が是正できない2型糖尿病が適応です。単独投与では低血糖の可能性は少ないですが、ほかの薬剤との併用で低血糖が出現する可能性があります。

■ α-グルコシダーゼ阻害薬（α-GI）

　食後の高血糖が是正されない場合に用います。α-グルコシダーゼは、小腸粘膜上皮において二糖類を単糖類に分解する酵素です。α-GIは、この酵素の活性を競合的に阻害し、糖質の消化・吸収を遅延させて食後の高血糖を抑制します。

　また、0.2mg錠のみ耐糖能異常における2型糖尿病の発症抑制に用います。なお、低血糖時の対処にはブドウ糖を用いなければなりません。腹部膨満感、放屁の増加、下痢、また高齢者や開腹手術歴のある例では腸閉塞を起こす可能性があるので注意が必要です。

■ SGLT2阻害薬

　ブドウ糖はSGLT2によって近位尿細管で90％は再吸収されます。この薬剤はSGLT2を阻害することで再吸収を阻害し、尿糖としてブドウ糖を体外に排泄して血糖を低下させます。

　食事療法や運動療法で高血糖が是正できない2型糖尿病が適応です。使用時には、脱水や尿路感染、性器感染に注意します。

■ 配合薬

　内服薬の併用療法に比べて服薬する種類・錠数が減少し、アドヒアランスの向上が期待できます。副作用は、それぞれ単剤服用における症状や臨床検査値の異常を考慮します。

注射薬療法

■ インスリン療法

　インスリン療法の基本は、健常人にみられる血中インスリンの変動パターン（基礎インスリン分泌・追加インスリン分泌）をインスリン注射によって模倣することです。1型糖尿病患者、2型糖尿病患者でインスリン分泌能が低下している場合、薬物療法が必要な妊婦などが適応です。

　インスリン製剤は作用時間と作用発現時間で分類され、超速効型インスリン製剤、速効型インスリン製剤、中間型インスリン製剤、混合型インスリン製剤、配合溶解インスリンアナログ製剤、持効型溶解インスリン製剤があります（図）。自己注射の手技、保管・運搬方法、投与部位、血糖自己測定を含めた自己管理の方法、低血糖への対処法、シックデイへの対応などの指導が必要です。

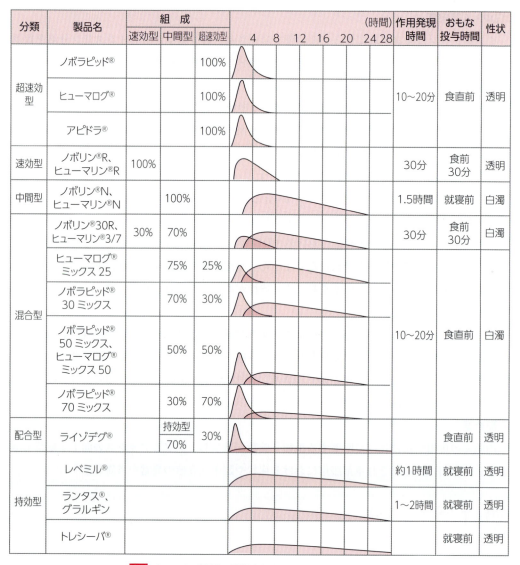

図 インスリン製剤の分類（文献1、2を参考に筆者作成）

■GLP-1受容体作動薬

　膵β細胞膜上のGLP-1受容体に結合し、血糖依存的にインスリン分泌促進作用、グルカゴン分泌抑制作用があります。

　インスリン非依存状態の患者に用います。1日1回または2回、週1回投与の製剤があります。副作用として、下痢・便秘・嘔気などの胃腸障害や、急性膵炎の報告があります。なお、単独使用で低血糖をきたす可能性は低いです。

> 引用・参考文献

1) 日本糖尿病学会編・著. "薬物療法". 糖尿病治療ガイド2018-2019. 東京, 文光堂, 2018, 64-8.
2) 日本糖尿病療養指導士認定機構編・著. "薬物療法". 糖尿病療養指導ガイドブック2019. 東京, メディカルレビュー社, 2019, 79-90.
3) 浦部晶夫ほか編. "糖尿病治療薬". 今日の治療薬2019. 東京, 南江堂, 2019, 355-90.
4) 日本くすりと糖尿病学会編. "糖尿病の薬物療法(各論):薬物療法各論(経口薬)". 糖尿病の薬学管理必携:糖尿病薬物療法認定薬剤師ガイドブック. 東京, じほう, 2017, 104-61.
5) 日本くすりと糖尿病学会編. "糖尿病の薬物療法(各論):薬物療法各論(注射薬)". 前掲書4). 162-208.
6) 朝倉俊成編. 糖尿病のくすりビジュアルノート2019. 糖尿病ケア. 16(5), 2019, 389-441.

| 第3章 | 各職種が薬物療法を支えるために求められること |

1 薬剤師に求められる視点と実践のポイント

関西電力病院薬剤部薬剤部長　濱口良彦（はまぐち・よしひこ）

はじめに

　2型糖尿病患者の糖尿病発症には、生活的要因として食事の内容、時間帯、家族状況、運動不足、家族間のストレスなどが大きく関与しています。糖尿病薬物治療が難渋する背景には、予備機能の低下要因として高齢化に伴う腎・肝機能低下、複数疾患、慢性疾患、非定型的疾患などがあげられ、なかには多科受診、多剤併用、長期漫然投与の弊害なども、多くの糖尿病高齢者に認められます。また、若年者も含めた社会的要因として就業状況、収入状況などが大きく関与し、問題視もされています。

　そのなかで糖尿病の病態（インスリン分泌能の有無、HbA1c値、心・がん疾患などの併存疾患の有無）を見極め、糖尿病専門医だけでなく診療所医師による血糖降下薬の処方選択に関して、糖尿病の専門的知識を有する薬剤師の存在は大きいと考えます。本稿では、薬剤師に求められる視点と実践のポイントについて紹介します。

薬剤師に求められる療養指導

　糖尿病治療において、近年7種類の経口薬と2種類の注射薬、および配合薬など多数の新薬が上市され、治療の選択肢が広がりました。薬剤師はそれぞれの薬剤のもつ作用、副作用の指導に多くの知識が要求されており、その投薬指導による患者理解度によってアドヒアランス向上が左右されます。また、食事や運動と薬の効果も薬剤ごとに考えることが必要であり、薬剤の特性からシックデイ対策や低血糖対策、さらに服薬中止に対する指導も重要です。

　このように、薬剤師は適正な薬物療法を担保するために、薬学管理以外に患者みずからが適切に療養生活を送ることができるよう支援することを要求されています。そのためには、糖尿病療養指導士の学びに加え、基礎薬学から臨床薬学まで幅広い最新の知識を習得し、患者はもとより、医師をはじめとするほかの医療スタッフと十分なコミュニケーションをもつことが、

なによりも重要となります。とくに地域包括ケアによって在宅治療が進むなか、経済的問題、生活習慣が改善できない問題のために治療が中断する場合もあり、訪問薬剤師による残薬確認や患者への問診によって患者個々の薬物治療上の問題点が浮き彫りとなることもあります。これらの問題点を療養環境ごとにチーム医療のもとで双方向に情報を共有化して、治療に貢献することが重要です。糖尿病薬物治療でいちばん大事な点は、主治医の糖尿病治療薬の処方意図をよく理解し、処方された血糖降下薬の効果を十分発揮できるように、患者へわかりやすく説明することです[1]。

薬剤師に求められる併存疾患の投薬指導と処方監査

■ 欧米における血糖管理のための薬剤選択アルゴリズム

2018年10月5日に、欧州糖尿病学会(EASD)と米国糖尿病学会(ADA)が高血糖管理に関するコンセンサスとして、個々の患者に合わせた薬剤選択アルゴリズムを発表しました[2]。

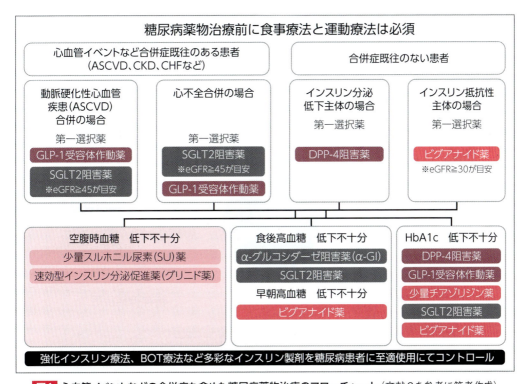

図1 心血管イベントなどの合併症も含めた糖尿病薬物治療のフローチャート（文献2を参考に筆者作成）

欧米国際糖尿病学会の2型糖尿病治療のコンセンサスを参考に、日本でよく使用されているα-グルコシダーゼ阻害薬(α-GI)、速効型インスリン分泌促進薬(グリニド薬)も入れて考えた、2型糖尿病患者併存疾患既往も考えた糖尿病治療のフローチャートです。日本のガイドラインについては13ページ図2を参照してください。

内容は、2型糖尿病の高血糖管理として「運動療法、栄養療法など生活習慣が血糖管理の基礎」という考え方は従来どおりで、血糖降下薬の第一選択薬はメトホルミン塩酸塩です。次に、臨床の特徴に基づきアテローム性動脈硬化疾患（ASCVD）、慢性腎臓病（CKD）、心不全（HF）の合併症を考慮した血糖降下薬の選択を行います。それ以外にも、年齢、HbA1cによる低血糖リスクや体重増加リスクを考慮した血糖降下薬の選択だけでなく、やる気やうつ症状までも言及し、文化、社会・経済的背景の安全面、コスト面などを重視した糖尿病薬物治療を推奨しています。

■ 日本で求められる血糖管理のための薬剤選択

しかしこのフローチャートには、日本でよく使用されているα-グルコシダーゼ阻害薬（α-GI）、速効型インスリン分泌促進薬（グリニド薬）は記載がなく、触れられていません。今回のEASDとADA共同の高血糖管理に関するコンセンサスを参考にした、日本人に合った心血管リスクを合併した糖尿病薬物治療が期待されます（図1）。

現在、日本の糖尿病治療では、在宅患者の糖尿病薬物治療の難しさ以外にも、がん、心血管イベント疾患、肝・腎障害疾患、感染症などの併存疾患治療と並行した糖尿病薬物治療も難しくなってきています（図2）。糖尿病治療だけでなく、多剤併用治療における薬剤の相互作用、重篤な副作用、禁忌などの処方監査が重要となり、薬剤師による調剤監査が重要です。問題の

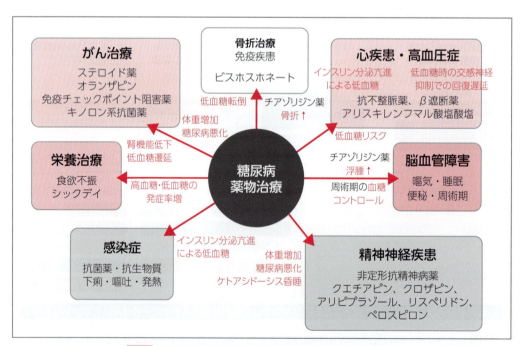

図2 糖尿病治療時に注意を要する副作用・相互・相乗効果

がん疾患での制吐薬としてステロイド薬を選択する場合では高血糖注意、オランザピン使用者では血糖の悪化注意、心疾患では不整脈薬、β遮断薬服用による低血糖リスクをマスクする危険性などが指摘される。

ある処方を発見した場合は、疑義照会する前に患者の病態と疾患、他院からの服用薬などを問診したうえで、疑義説明と処方提案の説明が必要となります。最終的に薬剤師は、主治医の処方意図を十分理解して投薬指導することが、アドヒアランス向上の「カギ」となるのです。

■ 糖尿病薬物療法認定薬剤師制度の誕生

最後に、日本くすりと糖尿病学会が糖尿病薬物療法認定薬剤師制度を設立しました。目的は、糖尿病専門医以外による糖尿病治療だけでなく、併存疾患をもち難渋する糖尿病患者の薬物治療に関しても積極的に処方介入できる、専門性をもった薬剤師の育成です。糖尿病薬物療法認定薬剤師には、処方薬の監査および提案、そして在宅医療での療養指導を両立し、糖尿病患者への至適薬物治療に貢献・活躍することを期待しています。

引用・参考文献

1) 日本くすりと糖尿病学会編. 糖尿病の薬学管理必携：糖尿病薬物療法認定薬剤師ガイドブック. 東京, じほう, 2017, 412p.
2) Davies, MJ. et al. Management of hyperglycemia in type 2 diabetes, 2018. A consensus report by the American Diabetes Association (ADA) and the European Association for the study of diabetes (EASD), Diabetes Care. 41(12), 2018, 2669-701.

第3章 各職種が薬物療法を支えるために求められること

2 看護師に求められる視点と実践のポイント

医療法人社団清永会南陽矢吹クリニック看護師長／糖尿病看護認定看護師　**井渕奈緒美**（いぶち・なおみ）

看護師に求められる糖尿病患者への援助

　糖尿病は、生活そのものが治療となり、一生継続していかなければならない慢性の病いです。しかし、患者に「糖尿病とはどういう病気だと思いますか？」と尋ねると、「よくわからない病気」「合併症が怖い」「今までの生活を後悔している」「家族も糖尿病だからしかたがない」「糖尿病があるから健康に気をつけている」など、さまざまな答えが返ってきます。

　これには、糖尿病が症状の乏しい、自覚しにくい病気であるとともに、病態や生活している状況が個々により異なっていることが影響しています。Strausは慢性疾患の特徴を「長期的で、不確かで、不経済で、多くの場合重複していて、きわめて侵襲的であり、治療不可能なので姑息的である」[1]と述べています。糖尿病は長期的で、糖尿病そのものを治す治療はなく、合併症やいくつかの病気を抱えることがあり、そして経済的な問題を抱えることもあります。

　糖尿病療養指導の最終目標は、「患者自身の自己管理能力を引き出し、それを実行できるようにサポートしていくこと」であり、「したがってまずは、患者と医療者側の信頼関係を築くことが重要となる」[2]ことから、患者とのかかわりが多い看護師には、以下の3つの視点が求められるでしょう。

患者の日常生活を知る

　2017（平成29）年に発表された国民健康・栄養調査結果の概要では、朝食の欠食率は男性15.0％、女性10.2％であり、年齢階級別にみると、男女ともにその割合は20歳代でもっとも高く、それぞれ男性30.6％、女性23.6％となっています[3]。内服治療やインスリン治療を行う場合、「食事を3回とっている」と思い込むのではなく、食事の回数や食事のとり方を確認しておくことが重要となります。それに合わせて、患者によっては極端な糖質制限をしていることもあるので、管理栄養士と連携をとり、食事内容を把握することも必要です。

また、患者の仕事の内容、時間帯を知ることによって、薬物治療の負担を軽減し治療の継続につながることがあります。たとえば、インスリン治療を行っている営業の仕事や現場での仕事が多い患者には、インスリンの保管方法やインスリンを打つタイミングの説明が必要となります。食事の時間が短く、食後薬を忘れてしまいがちな患者には、医師と相談し食前に内服してもらうように工夫する支援を行います。
　高齢者では、本人だけではなく家族や支援者との時間調整が必要なことも出てくるため、普段の日常生活を知ることが治療の継続には有効です。
　患者にとって糖尿病治療は日常生活のなかで行われています。このことから患者自身の日常を知らなければ、患者に合わせた支援は行えません。

患者のセルフモニタリングやセルフマネジメントの状況を知る

　日々変化する日常生活に合わせ糖尿病をコントロールしていくうえでは、生活調整が必要であり、セルフモニタリングはその調整を行う判断材料となります。薬物療法時のセルフモニタリングの活用の意義は3つあります。それは「薬物療法の効果を実感でき、治療の継続に関心を向ける」「薬物療法時、患者自身が問題の早期発見、対処ができる」「生活活動と薬物の作用・副作用との関係を実際の生活状況で確認し、多様な生活状況に応答していくための知識をえる」[4]です。
　この3つのセルフモニタリングを行ううえで、患者自身がどのようにセルフマネジメントを行っているのかを知ることも重要です。たとえば、「医師から勧められたからこの薬を飲んでいる」と思っているようでは、効果的な薬物療法が行われているとはいえません。
　西條は、方法の原理として「方法の有効性は①状況と②目的から規定される」[5]と述べています。患者の日常生活を知ったうえで、患者自身がどうなりたいのかを知ることによって、薬物療法の有効性は決まってきます。「今の薬では、仕事中に低血糖が起こるのではないかと心配だ。ただこれ以上血糖コントロールを悪くしたくない。どうしたらよいですか？」など患者自身が治療に参加してくれるように、普段から患者自身の思いを知り、どのようなセルフマネジメントを行っているのかを知ることが重要となります。

患者を取り巻くチームと連携する

　現在、高齢糖尿病患者が増えており、自分自身での薬の管理が難しい場面も増えています。筆者が地域の介護支援専門員（ケアマネジャー）へ行った調査では、糖尿病をもつ高齢利用者の支援で困った経験がある人が7割で、困りごとはインスリン注射に伴うものが多く、そのな

かでも「認知症と関連してインスリン注射ができなくなった」というものが多かったです。ほかには、服薬、食事療法、自己管理に関するものなどもありますが、認知症に関連するものが多く、困難感が増していました。

　たとえば、薬の一包化や飲み方の工夫、またインスリン注射を行っている高齢者へはインスリンのデバイスに目印をつけるなどの工夫もあります。しかし、今後は患者の生活の場に合わせて、医師や管理栄養士、病院内の薬剤師、介護支援専門員、調剤薬局の薬剤師、訪問看護師など多職種と連携し、日常生活を把握して、よりよい状況になるような連携が必要となってくるでしょう。

引用・参考文献
1) Straus, AL. et al. 慢性疾患を生きる：ケアとクオリティ・ライフの接点. 南裕子監訳. 東京, 医学書院, 1987, 328p.
2) 日本糖尿病療養指導士認定機構編・著. "糖尿病療養指導士の役割・機能：日本糖尿病療養指導士制度". 糖尿病療養指導ガイドブック2019. 東京, メディカルレビュー社, 2019, 2-6.
3) 厚生労働省. "朝食の欠食に関する状況". 平成29年国民健康・栄養調査結果の概要. 2017, 22. (https://www.mhlw.go.jp/content/10904750/000351576.pdf). 2019年5月閲覧.
4) 黒田久美子. "糖尿病患者および家族への支援技術：薬物療法時の支援". 糖尿病に強い看護師育成支援テキスト. 日本糖尿病教育・看護学会編. 東京, 日本看護協会出版会, 2008, 74-5.
5) 西條剛央. チームの力：構造構成主義による"新"組織論. 東京, 筑摩書房, 2015, 224p.

第3章 各職種が薬物療法を支えるために求められること

3 多職種連携におけるポイント

国家公務員共済組合連合会虎の門病院薬剤部　**藤井博之**（ふじい・ひろゆき）

🔴 3つの積み木のピラミッド

　糖尿病治療が食事療法、運動療法、薬物療法の3つから成り立っていることは、周知かと思います。そしてこれらを「治療の三本柱」と表現することもありますが、このような説明を受けた患者のなかには、「薬物療法の柱がしっかりしていれば、食事や運動の柱が少しくらい弱くなってもなんとかなるだろう」と誤解してしまう人もいます。

　そういう意味では、糖尿病治療は3つの積み木のピラミッドをイメージしたほうがよいかもしれません（図1）。糖尿病の薬物療法はピラミッドの頂点に位置づけられるイメージになります。

　しかし頂点といっても、薬物療法が食事療法や運動療法よりもすばらしい治療ということではありません。食事療法と運動療法の積み木が土台としてあるからこそ、薬物療法という積み木をその上に載せることができ、ピラミッドが完成するという解釈になります。食事療法また

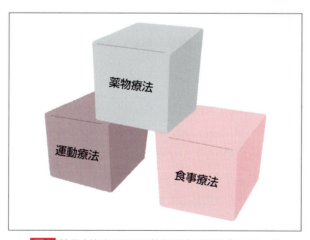

図1　糖尿病治療における薬物療法の位置づけイメージ

は運動療法のどちらかが適切に遂行されない場合は、土台の片方の積み木がへこんだり、欠けたりしている状態ですから、薬物療法の積み木が傾いたり転がり落ちてしまい、美しいピラミッドが構築できません。

　糖尿病の薬物療法を受ける患者、およびそこにかかわる多職種スタッフで、このイメージを共有しておくことが、第一のポイントではないでしょうか。

「相互」の影響は「総合」力で

　「運動をたくさん実施したから、甘いものをご褒美として摂取しよう」との思いは、糖尿病患者でなくても有してしまうものかもしれません【食事療法と運動療法のかかわり】。2型糖尿病患者において、運動療法（有酸素運動と筋力トレーニング）を積極的に実施した群では、そうでなかった群よりも食後の血糖値などが有意に是正されたとの報告[1]があり、薬物療法を適宜、見直すことが求められます【運動療法と薬物療法のかかわり】。

　適切な薬物療法が開始されても、不適切な食事療法によって体重増加を招いてしまうと、薬剤の効果が十分に得られなくなることもあります。糖尿病治療薬のなかには体重増加に影響しうる薬剤（インスリン製剤、スルホニル尿素薬、チアゾリジン薬）もあるため、そのような薬剤で治療を受ける患者においては、管理栄養士の継続的な支援がよりいっそう重要になるでしょう。また、糖尿病患者の腎保護効果を期待して処方される降圧薬としてアンジオテンシンⅡ受容体拮抗薬（ARB）があります。この薬剤による腎保護効果は、塩分制限が適切でないと減弱してしまうことを示唆する報告もあります[2]【食事療法と薬物療法のかかわり】。

　このように食事療法、運動療法、薬物療法は相互に密接に関連しているため、糖尿病治療にかかわる医療スタッフ同士も、各職種の視点で得た情報を相互に共有することが必要です。共有された情報は、ほかの職種が療養支援を行うに際して有益なものになりえます。この点を理解しておくことが第二のポイントだと思います。そして、自身とは異なる職種がどのような視点で療養支援を行っているかを理解し、尊重し合い、多職種の総合力で対応していくことが、よりよい患者支援に結びつくことでしょう。

医療TEAMとは

　糖尿病の療養指導にはチーム医療が欠かせません。日本では日本糖尿病療養指導士（CDEJ）の認定制度が始動してからおよそ20年が経過し、約20,000人もの医療スタッフが資格を有しています。さらには、各地域の実情に応じた地域糖尿病療養指導士（CDEL）も誕生し、相互に協力しながら療養支援を行っています。

　筆者なりに医療「TEAM」に欠かせないものとは何だろうと考えてみたところ、「患者にと

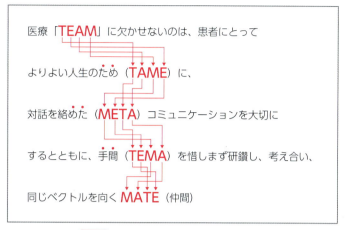

図2 医療TEAMに欠かせないものとは

ってよりよい人生のため（TAME）に、対話を絡めた（META）コミュニケーションを大切にするとともに、手間（TEMA）を惜しまず研鑽し、考え合い、同じベクトルを向くMATE（仲間）」（図2）という結論に至っています。各施設・地域によって、TEAMにかかわる職種や役割は多様です。どのようなTEAMであっても、医師の指導のもとで、患者自身が望む方向へと後押しができるように、一緒に取り組んでいきたいものです。

　Headrickらは、医療TEAMを「a richly coloured tapestry within which many colours are interwoven to create a picture that no one colour can produce on its own」[3]（1色でないからこそ織りなせる色鮮やかなタペストリー［織物］）と表現しています。それぞれの職種がTEAM内の編み目の方向や間隔を理解し合うことこそ、TEAM独自の色彩を放つことにつながるように思います。

引用・参考文献

1) Yuan, L. et al. Effects of combined aerobic and resistance training on the glycolipid metabolism and inflammation levels in type2 diabetes mellitus. J. Phys. Ther. Sci. 27(7), 2015, 2365-71.
2) Lambers, Heerspink, HJ. et al. Moderation of dietary sodium potentiates the renal and cardiovascular protective effects of angiotensin receptor blockers. Kidney Int. 82(3), 2012, 330-7.
3) Headrick, LA. et al. Interprofessional working and continuing medical education. BMJ. 316(7133), 1998, 771-4.

第4章 薬物療法指導において特別に求められる技能

1 自己注射指導と補助具使用での留意点

新潟薬科大学薬学部臨床薬学研究室教授 **朝倉俊成**（あさくら・としなり）

🔴 自己注射指導のポイント

　自己注射で使用するインスリン製剤やGLP-1受容体作動薬は「劇薬」に指定されている医薬品であり、とくにインスリン製剤は微量で血糖コントロールに影響を及ぼすことから、患者自身が「適正（安全かつ有効）な注射」を実践することはきわめて重要です。そのためには、①患者に「注射製剤・注入デバイス・針というモノの特性に合った手技・操作」を説明し、そのうえで②患者が「患者の治療に前向きな態度を有し、適正な手技が実践できるよう」サポートし、③長期に「継続してもらえるように定期的にフォロー（確認・援助）する」、という3つの観点を意識し、ポイントを押さえたかかわりをもつ必要があります（図1）。とくに押さえておきたいポイントは、医薬品・医療用具などの「モノ」の特性と生活者である「ヒト」との関係を見つめることです。

🔴 トラブルの原因とその回避法の説明

　図2は、モノの特性（材質・構造・形状などの特徴）と患者（ヒト）が起こしやすいトラブル（クレーム）の関係を示したものです。これを見ると、トラブルの原因はモノの特性と関係していることがわかります。そして、トラブルの原因の大半は使用者の手技の不備や不注意によってひき起こされているといえます。
　したがって、患者には適正にモノを使いこなすために必要な手技の意味（図3）を説明し、手技が儀式化しないよう定期的に注意することも大切です。さらに、万一異常が生じても、それを患者自身で早期に気づくことができるように、「（故障や破損などの）異常な状態」を知ってもらうことも重要です。そのうえで、異常が生じた場合にはそれをくり返さないように対応することも忘れてはいけません。

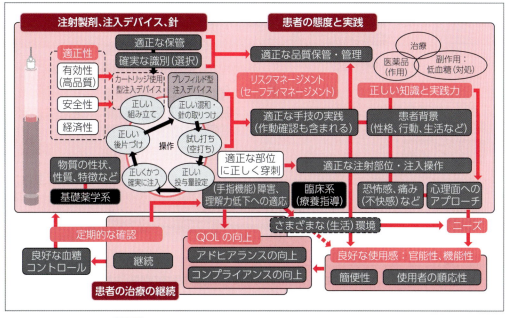

図1 自己注射を適正に行うためのポイント（文献1より引用）

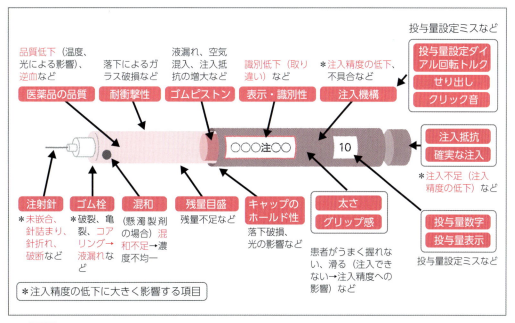

図2 注入器の材質、構造、形状などによって特徴づけられる項目と関連する問題点（文献1より引用）

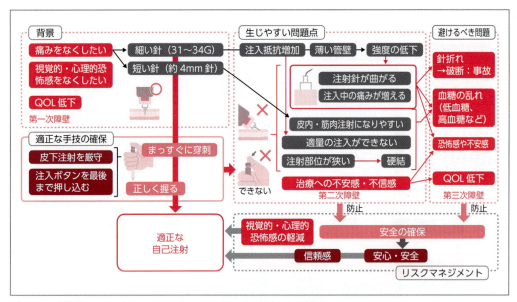

図3 注射（穿刺、注入）にかかわる問題と求められる適正な手技の関係（文献1より引用）

🔴 自己注射へのかかわりと確認すべきポイント

　自己注射は、導入時から継続使用の時期まで長期間にわたってさまざまなことを確認しておく必要があります。このことは図1でも示しましたが「直接自己注射指導に従事していないので関係ない」とか「（薬剤師の場合は）薬局薬剤師だから関係ない」などと、自己注射指導はかぎられた医療従事者が専門性をもって行うものと思っている人が多いように感じます。継続して患者の手技や注入器の状態などを確認することは、きわめて重要です。導入後もアフターフォローすることが重要となるので、外来診察時や保険薬局での薬剤交付時など、ちょっとした確認が大切です（図4）。

🔴 補助具使用の留意点

　発売されている注入デバイスや注射針の使用にあたって、手指や視覚などの機能が低下していることで上手に操作ができない患者のために、補助具を使用することがあります。こういった患者にとって補助具は非常に心強い味方です。しかし、安易に補助具に頼ってしまうことや、補助具に関するトラブル対応が不十分ではいけません。患者に補助具を使用する場合、得たい効果と限界を把握しておくこと、生じる可能性のあるトラブルとその対処の説明など、適正な自己注射が継続できるよう定期的に取り扱いについて確認する必要があります。くわしくは

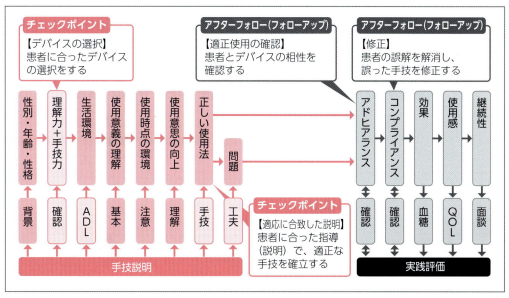

図4 自己注射説明の流れと確認事項（文献1より引用）

196ページの『糖尿病治療用注射製剤に関わる「補助具」の適正使用のための留意点』[2]を参照してください。

引用・参考文献

1) 朝倉俊成．"適正な注射手技"．糖尿病の薬学管理必携：糖尿病薬物療法認定薬剤師ガイドブック．東京，じほう，2017，191-201．
2) 日本くすりと糖尿病学会「糖尿病自己注射に関わる医薬品の適正使用に関する検討委員会」．糖尿病治療用注射製剤に関わる「補助具」の適正使用のための留意点．東京，日本くすりと糖尿病学会，2018．(https://jpds.or.jp/net/wp-content/uploads/2019/01/20c711d7cbd5e4f9265500724691fe61.pdf)．2019年5月閲覧．

第4章 薬物療法指導において特別に求められる技能

2 簡易血糖自己測定機器に関する指導

名古屋鉄道健康保険組合名鉄病院薬剤部長　**武藤達也**(むとう・たつや)

はじめに

　糖尿病という疾患において、低血糖を起こさないようにしながら血糖をコントロールすることはたいへん重要です。とくにインスリンやGLP-1受容体作動薬による治療を行っている患者では、1日の血糖値の変動を把握しておく必要があります。現在、自身で簡易的に血糖値を測る手段として、血糖自己測定（self-monitoring of blood glucose；SMBG）、リアルタイム持続血糖モニター（continuous glucose monitoring；CGM）、フラッシュグルコースモニタリング（intermittently viewed CGM［iCGM］、通称flash glucose monitoring；FGM）といった方法があります。本稿では、これらを用いた指導に関するポイントを概説します。

測定原理と特徴

　SMBGでは指先などから毛細管血を採取し、酵素と反応させてグルコース濃度（血糖値）を測定します。ただし、測定した瞬間の血糖値しかわかりませんので、血糖値が比較的安定している患者のワンポイントでの測定や低血糖の確認に向いています。

　リアルタイムCGMは、血糖測定器（機器）にて皮下間質液中のグルコース濃度を継続的に自動測定し、1日の血糖値の変動を線状のグラフとして常時機器上に表示させることが可能です。また、測定結果からあらかじめ主治医が設定した血糖値より低下したり上昇したりすることを予測して、アラートを鳴らす機能があります。なお、本機器の使用は十分な指導体制が整った施設にかぎられます[1]。

　FGMは、上腕にセンサーを留置すれば皮下間質液のグルコース濃度をセンサーが1分ごとに測定し、定期的に機器にて読み取ることで、血糖値として15分ごとの代表値を最大14日間記録することが可能です。単回の測定でも今後の血糖値が上昇・下降傾向にあるといった追加情報が得られるので、低血糖の予測や対応判断につながります。頻回に測定すれば1日の血糖

値の変動をおおまかに把握することも可能です。

🔴 SMBGでの手技説明のポイント

■ **準備**

　患者に手技を説明する際には、説明用の資料が必要となります。通常、機器や穿刺器具（器具）には取扱説明書が添付されています。しかし、医療従事者から手技を説明する場合には、取扱説明書よりも企業から提供されている見開きの簡易説明書のほうが、一目で手技の流れがわかるため使いやすいです。

　次に清潔な机の上に必要な機器、器具、物品を並べます。この準備の段階で機器や器具に異常などがないかも確認しておくとよいです。

■ **採血部位への穿刺**

　手指での採血を行う場合は、事前に手洗いを行うことが重要です。とくにくだものを剝いた後の手指には糖分が付着している可能性が高く、手洗いが不十分だと測定値が高くなることがあります[2]。

　現在もっとも汎用、推奨されている穿刺部位は、指先の側面です。指先以外での穿刺が必要な場合は、機種によって推奨部位が異なりますので説明書を参照してください。穿刺前には消毒綿で清拭しますが、かならず乾かしてから穿刺します。穿刺部位が濡れたままだと、絞り出したとき血液球がつくりにくかったり、血液が消毒液で希釈され測定精度が低下したりする場合があります。指先での穿刺では、恐怖感から無意識に手指が器具から逃げてしまうことがあります。そのような場合には、手指を机上に固定すると安定した穿刺ができます。

■ **採血・測定**

　採血では、部位によって適切な絞り方をしないと十分な血液量を確保できないことがあります。指先では指の下部（近位部）から穿刺部位（遠位部）付近へ押し出すように圧迫し、それ以外の部位では穿刺部位付近を軽く圧迫します[3]。絞り出す血液は、各機器で必要な量が異なりますので不足がないように注意します。

　測定時は、センサーの血液吸引部分に血液球を点着させます。ただし、機器によって点着させる箇所や角度が異なりますので説明書を参照してください。

■ **測定後の処理**

　穿刺部位に残った血液は確実に拭きとります。穿刺針やセンサーは機器・器具によって取り外し方が異なりますので説明書を参照してください。なお、穿刺針は災害時など特殊な状況を除き、毎回取り替えるようにしてください。同じ穿刺針を家族、知人などで共有することは、感染上のリスクがあるので厳禁です。

代表的なトラブルとその対応

■ 測定温度逸脱

　現在販売されている機器では、それぞれ測定温度の許容範囲が決められており、その範囲を超えるとエラーメッセージが表示されます。対応としては、適切な温度環境に機器を移動させしばらく放置した後使用してください。

■ 検体量不足（SMBG）

　現在販売されている機器では、血液量が不足しているとエラーメッセージが表示されます。対応としては、新しいセンサーと交換し再度採血手技からやり直します。くり返し検体量不足となる場合は、十分な採血量が確保できていないため、穿刺・採血手技から見直す必要があります。

■ 電池（充電）切れ

　通常、機器が電池（充電）切れになるとエラーメッセージが表示されます。対応としては、各機器によって方法が異なりますので説明書を参照してください。高齢の患者では、交換する電池の種類や手技がわからないケースもあるので、医療従事者が積極的に介入していくことも必要です。

■ センサーの脱落・固定テープの皮膚反応（FGM）

　FGMでは2週間センサーを腕に装着するため、途中で脱落することがあります。脱落した場合は再装着できませんので、新たなセンサーを装着することになります。脱落を防止するには装着前に汗などの油脂成分を消毒綿などで拭きとり、装着中のセンサーは引っぱったり衝撃を与えたりしないように注意します。固定テープの皮膚反応については、かぶれやすい部分への装着を避け、左右の上腕の後ろ側でローテーションすることが推奨されます。

■ 機器・器具の耐用年数と保守

　各機器・器具は企業によって「自己保証年数」が決められています。機器は耐用年数を超えても精度確認ができていれば使用可能ですが、早期に更新を検討すべきです。

■ 問い合わせ先

　前記を含めたトラブル対応や機器・器具の使用に関する疑問点がある場合には、貸与された医療機関または購入した薬局に連絡をとりますが、十分な対応ができないこともあります。その際は、販売会社の問い合わせ窓口への相談も可能です。詳細な利用方法は、説明書を参照してください。

患者の背景や事情を踏まえた対応

■ 指先を使用する職業や趣味をもつ場合（SMBG）

　患者が調理師や音楽家などの職業であったり、それに類する趣味をもっていたりする場合では、指先での穿刺・採血は難しいと考えます。前記に関連する患者背景は積極的に聴取し、ほかの部位でも採血できる機器や器具を主治医に提案・対応するようにします。

■ 重度の視力低下がある場合（SMBG）

　機器のなかには、ボイス機能を備えたものや液晶の表示が大きく見やすいものもあります。また、自身での手技が難しいところは家族と協力しながら行うよう指導することも大切です。

■ 血液が出にくい場合（SMBG）

　過度に穿刺部位のみを絞り出すと体液が漏れ出し、測定精度が低下してしまうことがあります。採血部位の血流低下や皮膚の硬化が要因であれば、採血部位をマッサージしたり温めたりすると改善することがあります[3]。器具の穿刺深度不足や不適切な絞り出し方が原因であれば、患者への再説明を行う必要があります。

■ インスリン用量を調節しても予期せぬ低血糖や高血糖をくり返す場合（CGM・FGM）

　SMBGではわからない血糖値の日内変動を継続的データとして得られることから、低血糖のリスクを回避しながら基礎分泌・追加分泌に対応するインスリン用量の増減を提案することができます。また、血糖コントロールが乱れる原因のひとつである夜間の無自覚性低血糖を、患者のQOLを低下させることなく確認することができます。

■ 指先への穿刺や採血にてQOLの低下が生じる場合（FGM）

　日々の指先への穿刺による痛みは、患者の精神的な負担につながります。また、職業などの理由で指先への穿刺・採血が行えない患者も存在します。FGMを使用することで、上記課題によるQOLの低下を改善することができます。

引用・参考文献

1) 日本糖尿病学会.「リアルタイムCGM適正使用指針」について. 2019, 4p.（http://www.jds.or.jp/modules/important/index.php?page=article&storyid=111）. 2019年5月閲覧.
2) Hirose, T. et al. Glucose monitoring after fruit peeling : pseudohyperglycemia when neglecting hand washing before fingertip blood sampling : wash your hands with tap water before you check blood glucose level. Diabetes Care. 34(3), 2011, 596-7.
3) 武藤達也ほか. "穿刺後に血液を絞り出す方法". 医療従事者に知って欲しいSMBG血糖自己測定手技のマニュアル. 朝倉俊成編. 東京, メディカルレビュー社, 2015, 22-4.

第2部

症例検討20

第1章 糖尿病薬の導入前

1 サプリメントを使用しているが、それを医師には話していない患者

薬局恵比寿ファーマシー管理薬剤師　**佐竹正子**（さたけ・まさこ）

患者紹介

Aさん：54歳、男性、会社員。

身体状況　内科データ：HbA1c 6.2％、空腹時血糖値128mg/dL（糖尿病連携手帳より）、健診データ：HbA1c 6.4％、空腹時血糖値141mg/dL、血中総コレステロール値236mg/dL。

現病歴　1年前に健診にて高血糖、脂質異常症を指摘される。今年の健診結果で再度高血糖と脂質異常症を指摘され、会社近くの内科を受診し処方箋を持参した。

患者背景　趣味はゴルフで歩くことが好きだったため、1年前から数値改善を目指して休日にウォーキングを開始した。会社の厚生施設にスポーツジムがあり、近所にも関連施設があったため、入会して筋力トレーニングも開始している。できればゴルフのスコアアップも目指している。

処方薬　脂質異常症治療薬：ロスバスタチンカルシウム錠（ロスバスタチン錠2.5mg）、1回1錠、1日1回、朝食後。

🔴 カンファレンス

保険薬局窓口にて

患者
昨年、健診で血糖値とコレステロール値が高いといわれてジムに通っていたのですが、今年の健診でも改善していなかったみたいで、受診したら薬が処方されました。「食事に気をつけ、ジムで運動もしている」と話したら、糖尿病の薬は様子を見ることになり、コレステロールを下げる薬だけになってよかったよ。糖尿病の薬は怖いからね。

薬剤師
食事にも気をつけ、運動もするなんて、がんばっていますね。今日はコレステロールを下げる薬だけですが、どうして糖尿病の薬は怖いのですか？

患者
糖尿病の薬は、低血糖とか副作用が怖いと雑誌に書いてあるよ。だから血糖値を下げるために、ジムで筋力トレーニングしてがんばっているんだ。筋肉を増やすにはたんぱく質がよいと聞いたので、雑誌が勧めていた鳥むね肉や牛肉をたくさんとるとか、食事にも気をつけているしね。

薬剤師
雑誌などの情報は、必ずしも正しいとはかぎりません。しかし、良質なたんぱく質をとることは大切ですね

患者
そうだよね！ だから焼肉を食べたり、運動後には筋肉を増やすためにプロテインを飲んだり……とか努力をしてるのに、どうして血糖値は下がらないのだろうね。

　雑誌やジムの友人から、血糖値を下げるには筋肉をつけることが大切と教えられ、筋肉を増やすために、食事のおかずは鳥むね肉や牛肉などにし、積極的にたんぱく質を摂取しています。栄養には気をつけているので、血糖値やコレステロールへの食事療法は行えています。さらに友人に勧められ、たんぱく質摂取のためにアミノ酸やプロテインを、半年ほど前から飲用しはじめました。

　最初、ジムは週末だけ通っていたのですが、ゴルフのスコアがよくなったため、平日定時で帰宅できたときは、夕食後にも通うようになりました。最初はゼリー状のプロテインを飲んでいたのですが、最近は粉状のプロテインをステンレスボトルへ多めに入れて、運動中にも飲んで筋肉をつけようと努力しています。ジムの体脂肪計で体重の増減はありませんが、体脂肪率は下がり筋肉量は増えたので、血糖値は下がっていることを期待していました。

🍱 実際のかかわり・ケア

薬剤師
血糖値改善のために、ジムに通って努力されていますね。

患者
ゴルフのスコアもよくなったよ。

薬剤師
ゴルフのスコアがよくなると、運動のやりがいがありますね。

患者
筋力がついたからだと思うので、プロテインもなるべく飲むようにしています。マシンルームでも飲んで、帰宅してからも飲むようにしているのです。

 薬剤師
帰宅してからも飲んでいるのですね。平日の夕食後にジムに行くと帰宅が遅くなると思いますが、プロテインはジムでも飲んでいて、帰宅後は何時ごろ飲んでいるのですか?

 患者
ジムは23時までなので、トレーニング後にシャワーを浴び、帰宅は23時30分くらいになりますね。冷蔵庫で冷やしておいたプロテインは、運動後に飲むとおいしいよ。こんなにがんばっているのに、どうして血糖値は高いのだろう。

 薬剤師
先生に、プロテインを飲んでいることは話しましたか。

 患者
食事については、鳥むね肉などなるべく良質なたんぱく質を食べている話をして褒めてもらえたけど、プロテインは食事じゃなくて健康食品だから、話していないね。

■プロテイン摂取のデメリット

　社会人になってから仕事が忙しく、習慣的に運動していなくても、もともと体を動かすことが好きな患者は、生活習慣病を指摘されると熱心に運動を始めることがよくあります。その目的が生活習慣の改善、血糖値改善に加え、自身の趣味と連動する目的があると、熱心に取り組むことがあります。この症例では、ゴルフのスコア改善を目指し、プロテインを飲みはじめています。

　「健康食品・飲料＝体によい」と思われがちですが、糖尿病患者の場合はエネルギー量に注意が必要です。プロテイン製品のエネルギー量は製品にもよりますが、1回服用量で50〜120kcalくらいあり、形状はゼリー、粉末、バータイプなどで、味もさまざまなものが販売されています。粉末は水や牛乳で溶かして飲用するため、『食品交換表』の表4の牛乳の過剰摂取になる可能性もあります。筋肉トレーニング後の筋肉疲労回復のためのエネルギー補給として、たんぱく質のプロテインが必要だと思い込み、運動時に過剰に摂取してしまう人もおり、成分表示を確認して、適正な摂取量を飲用することが大切です。

■増加したエネルギー摂取量

　サプリメントなどいわゆる健康食品のプロテインを飲用するのではなく、食品からのたんぱく質摂取で筋肉の疲労を改善することもできます。この症例は、プロテインに加え食品からも

表1 たんぱく質16gの重量（文献1を参考に筆者作成）

たんぱく質16g：表3（たんぱく8g/単位）2単位分

鳥むね肉（皮つき）	80g
鳥むね肉（皮なし）	120g
鳥ささみ	160g
和牛かた赤肉	60g
和牛もも赤肉	80g

たんぱく質をとろうとしたため、エネルギー過剰になって血糖値が下がらなかったと思われます。「たんぱく質＝肉」と思い込み、「運動後に肉類をたくさん食べることは疲労回復になる」と勘違いする場合もあります。表1に『食品交換表』での表3の2単位分（たんぱく質16g）相当の重量を示しました。焼肉などでは2単位以上に食べてしまうこともあり、表3ではなく表5となる豚ばら肉などは脂質も多く、エネルギー摂取量が増えてきます。糖尿病患者が必要とする1日のたんぱく質量は、標準体重1kg当たり1.0〜1.2gとなっています。運動量を多くしたとしても、この範囲での摂取を守るようにしたいものです。

その後の経過

■ **プロテイン摂取について**

運動時のプロテイン摂取は否定するものではありませんが、糖尿病患者の場合は、正しい食事指導を受け、適正なエネルギー摂取量を守ることが大切です。またエネルギーのある食品であることを忘れずに、運動後の筋肉疲労回復目的ならば運動中にだけ摂取するなど、就寝前のエネルギー摂取にならないように注意します。

この症例では、運動時のみプロテインを飲み、その量は使用説明書どおりの量を守り、水で溶かすように説明しました。また病院にて管理栄養士の指導も受け、食材の選び方、食品中の栄養素の話までも聞くことで、血糖値が下がり、筋力も維持して楽しくゴルフができています。

■ **血糖降下薬未処方患者への服薬指導**

糖尿病の診断がされていても、必ずしも血糖降下薬は処方されず、併発症の降圧薬、脂質異常症治療薬などの処方だけが出ている患者もいます。服薬指導では、処方薬の説明だけでなく、診断されている病名なども時間をかけて聴取して、たとえ血糖降下薬が出ていなくても、塩分、運動などの話から、食事内容も確認することを心がけたいものです。

ケアのポイント

■ 血糖降下薬は怖くない

　雑誌などで、低血糖を起こす可能性のある血糖降下薬について、「危険な薬」「飲むのをやめるべき薬」として、ことさら過大に取り上げられることがあります。自分が飲んでいる血糖降下薬の作用機序を正しく理解していない患者が、不安になり服用を中止してしまった例もあります。このような誤解を防ぐためにも、患者へはインスリン分泌系の薬か非インスリン分泌系の薬かなど、作用機序を説明して理解させることが重要です。

　このような間違った情報は、低血糖が正しく理解されていないことから生まれます。血糖降下薬の主作用は血糖値を下げることであり、それが下がりすぎたときに低血糖症状が出てきます。しかし、現在は低血糖を発症しづらい作用機序の血糖降下薬（第1部第2章［18ページ］参照）もありますし、低血糖の対処法を正しく理解できれば、糖尿病の薬物療法は合併症予防に重要であり怖くないことを、血糖降下薬開始前からも伝えることは大切です。

■ 正しい食事療法

　健康情報が溢れる現代は、食事についても糖尿病治療前から調べ、自己流で実行している患者も多いです。この症例では、血糖値を改善するための運動が、いつのまにかゴルフスコア改善を目的とした運動となり、食事内容も筋力アップが目的となってしまっていました。糖尿病治療の基本は食事と運動ですが、それは血糖、体重、血圧、血清脂質などの良好なコントロールを維持するためです。管理栄養士による栄養指導を受けることを勧めるようにしたいです。

■ 糖尿病とサプリメント

　薬学管理料の薬剤服用歴管理料では、併用薬の項目では医薬品に加え健康食品も含まれた服用状況確認が必要となっていることから、サプリメントの摂取確認は必須となっています。糖尿病に関係する特定保健用食品（トクホ）は「血糖値が気になり始めた方の食品」として、難消化性デキストリン、グァバ葉ポリフェノール、小麦アルブミン、豆鼓エキス、L-アラビノースの含まれる食品が、消費者庁から表示を許可されています（表2）。血糖値に対してのはたらきは、糖分解酵素作用を阻害して糖の吸収抑制を行い、血糖値の上昇を抑制するというものです。

　この5成分以外にも、糖尿病患者が服用しやすいサプリメントとして、肥満改善をうたった製品が多くあります。「食べなかったことになる」「エネルギーがカットできる」など、がまんして食事療法をしなくても、好きなだけ食べてもよい気にさせます。また、糖尿病への効果を期待する以外にも「若さを保つ」「足腰を丈夫にする」「野菜不足を補う」などの効用をうたった多くのサプリ

表2 特定保健用食品「血糖値が気になり始めた方の食品」に利用される成分

難消化性デキストリン
グァバ葉ポリフェノール
小麦アルブミン
豆鼓エキス
L-アラビノース

メントが存在します。正しい食事指導を受けて適正なエネルギー摂取が大切なことを患者に理解させ、サプリメントに頼らないような指導をしていきたいものです。

ファシリテーションのポイント

今回の症例のポイントを以下に示します。
・健診で指摘された後に生活習慣改善に努力している。
・食事が大切と認識しているが、正しい知識を習得していない。
・トクホなどの正しい知識を伝える。
・心理ステージの実行期を維持させる。
・脂質異常症治療薬服用をきっかけに食生活改善を図る。

健診で血糖値、コレステロール値の指摘を受け、前向きに改善しようと努力していて、行動変容が6か月以上維持されていることから、変化ステージでの「実行期」と考えられました。その時期に健診を受け、そして内科も受診して再度高血糖を指摘されており、自分の努力に迷いが生じ、変化のプロセスが変わるところでした。しかし薬局にて薬剤師からジムに通い努力していること、食事にも気をつけていることを評価され、そして病院にて管理栄養士の指導を受けて、自分の行動の調整によってより効果が出ることに気づき、前向きな姿勢になることができました。

これからは、脂質異常症治療薬による脂質管理の服薬指導をとおして、糖尿病治療としての生活習慣の改善支援をしていきたいと思います。これらの過程のなかで、必要時には血糖降下薬による治療も必要なことを説明し、薬物療法への不信感などからサプリメントの利用や、未受診とならないようにしていきたいです。

引用・参考文献
1) 日本糖尿病学会編・著. 糖尿病食事療法のための食品交換表. 第7版. 東京, 文光堂, 2013, 132p.

第 2 章　経口薬

1 経口血糖降下薬が追加されたが、きちんと薬を飲めていない患者

えちごメディカル西長岡センター薬局　丸山歩（まるやま・あゆみ）

患者紹介

Aさん：74歳、男性。

身体状況　＜独居前＞HbA1c 6.5～7.0％、血圧130/80mmHg前後。
＜独居後＞HbA1c 8.6％、血圧160/95mmHg前後。

現病歴　11年前に脳梗塞を発症し、そのときに2型糖尿病と診断される。麻痺はなし。3年前に妻が亡くなり独居となってから、血糖も血圧も徐々に悪化し、薬剤の変更・追加があった。また院外処方箋を持参した際の保険調剤薬局でのやりとりにも変化がみられた。飲み忘れによる残薬の増加とともに、糖尿病連携手帳の持参忘れも増え、検査結果を覚えていられないために、コントロール状況が把握できない状況になっている。

患者背景　妻に先立たれ、独居となって3年。週末に息子が様子を見にくるが、日用品の補充程度で疾患コントロールのサポートはない。趣味は釣り。ウオーキングがてら近所の川に出かけることが多い。そこでの釣り仲間との交流もあり、月に1、2回の割合で仲間との食事会を楽しんでいる。年に1回、民生委員やケアマネジャーの訪問はあるが、サービスは使っていない。

処方薬　＜独居前＞血糖降下薬：メトホルミン塩酸塩（メトグルコ®錠250mg）、1回1錠、1日2回、朝・夕食後。シタグリプチンリン酸塩水和物（ジャヌビア®錠50mg）、1回1錠、1日1回、朝食後。カルシウム拮抗薬：アムロジピンベシル酸塩（アムロジン®錠5mg）、1回1錠、1日1回、朝食後。アンジオテンシンⅡ受容体拮抗薬：ロサルタンカリウム錠（ニューロタン®錠25mg）、1回1錠、1日1回、朝食後。ADP阻害薬：クロピドグレル硫酸塩錠（プラビックス®75mg）、1回1錠、1日1回、朝食後。

＜独居後＞血糖降下薬：メトホルミン塩酸塩（メトグルコ®錠250mg）、1回1錠、1日3回、毎食後。シタグリプチンリン酸塩水和物（ジャヌビア®錠50mg+25mg）、1回1錠、1日1回、朝食後。ボグリボース（ベイスン®0.2mg）、1回1錠、1日3回、毎食直前。カルシウム拮抗薬：アムロジピンベシル酸塩（アムロジン®錠5mg）、1回1錠、1日1回、朝食後。高血圧症治療薬：オルメサルタンメドキソミル錠（オルメテック®OD錠40mg）、1回1錠、1日1回、朝食後。ADP阻害薬：クロピドグレル硫酸塩錠（プラビックス®75mg）、1回1錠、1日1回、朝食後。

🔴 カンファレンス

■ 保険薬局から処方元への情報提供

薬局薬剤師
残薬がかなりあるとのことを、診察時に申告されていますか？「自分でいうから疑義照会は不要」と言われるので今までこちらからの連絡を控えていたのですが、最近は血圧やHbA1c値を忘れたとのことで、疾患のコントロール状況も把握できていません。フォローをお願いします。

■ 病院内カンファレンス

病院薬剤師
処方箋を応受している薬局からの連絡ですが、薬の飲み忘れが多いそうです。「検査値の聞き取りもできていないのでフォローをお願いします」と連絡が入りました。HbA1cは8.6％まで上がっています。

医師
診察で妻が亡くなったことは聞いていたので、食生活の乱れでコントロールが不良になっているイメージだったのですが……。

看護師
身なりもきちんとしているし、薬が増えることも前向きに受け止めている印象でした。検査結果は、糖尿病連携手帳を忘れても印刷した用紙を渡しているので、薬局で悪化したことを知られたくない心境もあるのでしょうか？

医師
症状のコントロールも必要だけど、身なりや会話で判断しないで、独居生活に不自由がないように、サービスの利用状況の確認が必要な時期なのかもしれないね。

看護師
次回は、具体的に残薬数や生活上の変化について聞き取るように準備します。

病院薬剤師
応受先の薬局と連携して、情報交換できる体制を整えます。

外来診療では、「体調はとくに変わりありません」といった患者本人の回答と検査値の変化だけで病状を評価しがちなのではないでしょうか。将来を見据えた疾患コントロールを目指す

場合に、どのような情報共有が有用なのかを患者側が意識しないまま、「聞かれたこと以外を話すことに気が引ける」「待ち時間が長いので自分の訴えは周りの迷惑になる」など、遠慮している場合があります。生活状況の変化や生きがい、不安や困りごとも語ることができる環境づくりへの配慮も、チーム医療として必要と考えます。

実際のかかわり・ケア

■ 薬薬連携

病院薬剤師
外来カンファレンスで、保険調剤薬局と情報共有していきたいとの認識で、今後かかわっていきます。なにか気づいたことがあったらいつでもお知らせください。こちらでも状況をお伝えします。

薬局薬剤師
そちらへの問い合わせと同時に、軽度認知障害（mild cognitive impairment；MCI）を疑って、行政の介護福祉課へケアマネジャーや民生委員とのかかわりがあるか問い合わせてみたのです。後日に地域担当のケアマネジャーから電話をもらい、「1年に1回の面談だけで様子を見ていたので、薬を忘れることが多くなってきたのであれば、近々訪問してみます。地域との繋がりやサービス体験を増やしていく提案紹介ということで、話してみます」とのことでした。

病院薬剤師
ケアマネジャーが生活を確認してくれるのですね。外来時もそれを踏まえてかかわれるように配慮します。

■ 外来診療に入る前の配慮

　診察前に糖尿病連携手帳を受け取り、検査結果が出ている項目を記入するようにしている場合、その少しの時間で服薬状況や生活の変化について聞き取ることも可能かと思います。人間はきちんとしているつもりでもできないこともありますが、診察はそれを責める場所ではないと意識づけすることも有用です。

患者
手帳……家に忘れてきました。血圧はこのレシートです。

看護師
あら、血圧が160mmHg。高いですね。家で測るときもこのくらいですか？

患者
そんなもんかな……あまり気にしてなかった。

看護師
薬は飲めていますか？ ちゃんと飲んでいるのに、余っていることはないですか？

患者
確かに飲んでいるはずなんだけど、残薬があります。だんだん薬が増えたから、そのせいじゃないかな。

看護師
残薬があれば処方日数の調整もできますから、遠慮なくいってくださいね。最近はお忙しいこととかあるのですか？ 薬を飲む時間がまちまちになるとか。

患者
いや、とくには。でも地域の介護予防体操に誘われたよ。趣味を続けるためにも始めたほうがよいのじゃないかって。

看護師
よいですね。今から予防していくことは大切ですから、ぜひ始めてみてください。

■ **ライフスタイルに合った薬物療法へ**

残薬があることを把握した主治医は、「ライフスタイルに合わせた用法用量への変更も可能」と話しました。それとともに、「災害が多い日本では、いざというときのために、息子にも服薬内容について知ってもらうことが大切」と伝え、息子に週末に服用状況を確認してもらうことを勧めました。

その後の経過

MCIを疑い、行政の介護福祉課をとおしてケアマネジャーへ情報提供したことをきっかけに、地域の認知症発症予防サービスへの参加へ繋げました。生活上で困りごとを増やさないために、食事も週4回、地域の弁当宅配サービスの利用を開始しました。週1回様子を見にくる息子には、冷蔵庫の中身の確認、生活用品の過不足の確認、お薬カレンダーへの薬のセット、および残薬確認を担ってもらいました。

こうしたことで薬の飲み忘れが改善し、生活も整ってくるにしたがって薬も減量でき、食直前服用薬の中止、配合薬の使用によって薬剤数も減らせました。加えて糖尿病連携手帳の活用

も意識づけすることで、再び調剤薬局でも検査結果を把握できるようになりました。

ケアのポイント

　2040年には単身世帯の割合が約4割となり、65歳以上の高齢者では約896万人と2015年より43.4％増えて、全世帯に対する割合は17.7％になります。独居の高齢者では、家族によるサポートだけでなく、体の衰えや認知症などに伴う介護サービス、買い物や通院といった日常生活の支援への配慮も視野に入れることが、今後さらに必要と思われます。

　今回のケースはMCIを疑っての地域の包括ケアシステムへの誘導によって、連携しながら認知症発症予防対策に繋げました。MCIだけでなく、フレイルやサポートの乏しい独居生活は糖尿病のコントロールにかかわります。患者の変化に敏感になることが大切です。

ファシリテーションのポイント

　外来の場合は、短い時間で患者の困りごとを把握することは難しいと思われますが、薬物療法に関しては薬薬連携によって早期に問題点がわかり、対策がとれる場合もあります。疾患コントロールだけでなく、生活面のサポートの必要性を考慮することも重要視し、どのように連携していくかを考えて進めることも有用でしょう。

引用・参考文献

1) 国立社会保障・人口問題研究所. 日本の世帯数の将来推計(全国推計)：2018(平成30)年推計. 2018, 46p. (http://www.ipss.go.jp/pp-ajsetai/j/HPRJ2018/hprj2018_gaiyo_20180117.pdf). 2019年6月閲覧.
2) 笠間睦監修. "MCI（軽度認知障害）の基礎知識". 認知症オンライン. (https://ninchisho-online.com/dementia/type/mci/). 2019年6月閲覧.
3) 柴口里則監修. "【図解】地域包括ケアシステムとは?住み慣れた地域で最期まで暮らす". みんなの介護. (https://www.minnanokaigo.com/guide/homecare/area-comprehensive-care-system/). 2019年6月閲覧.

第2章 経口薬

2 複数の経口薬を処方されていて、すべてを飲めていない患者

日本赤十字社飯山赤十字病院薬剤部　**滝澤康志**（たきざわ・やすし）

患者紹介

Aさん：52歳、男性、会社員（営業）。

身体状況　身長165cm、体重90kg、血圧128／78mmHg、LDLコレステロール118mg/dL、中性脂肪148mg/dL

現病歴　8年前に2型糖尿病を指摘されて治療を開始した。2年前から単身赴任を期に当院を受診、治療している。来院時にはα-グルコシダーゼ阻害薬（アカルボース）とビグアナイド薬（メトホルミン塩酸塩）を服用しており、その後DPP-4阻害薬（リナグリプチン）が追加された。しかしHbA1c値が上昇したため、3か月前からSGLT2阻害薬（エンパグリフロジン）が追加されたが、体重は減っていない。糖尿病合併症：糖尿病神経障害なし、糖尿病網膜症なし、糖尿病腎症なし。

患者背景　営業職で、2年前から単身赴任している。

処方薬　アカルボース（グルコバイ®錠100mg）、1回1錠、1日3回、朝・昼・夕食前。メトホルミン塩酸塩（メトグルコ®錠500mg）、1回1錠、1日3回、朝・昼・夕食後。リナグリプチン（トラゼンタ®錠5mg）1回1錠、1日1回、朝食後。エンパグリフロジン（ジャディアンス®錠10mg）1回1錠、1日1回、朝食後。

🔴 カンファレンス

医師
3か月前、AさんにSGLT2阻害薬を追加したけれど、体重は変わらないし、HbA1c値も3か月前8.2％、1か月前9.5％と悪化しているよね。そろそろインスリン注射を開始したほうがよいかと思っています。通院を始めたころのHbA1cは7.2％だったよね。

看護師
たしかAさん、単身赴任でこちらに来たといって受診されたのですよね。仕事は営業でしたよね？ ちょうど年末で外食が多かったのではないですかね。

管理栄養士
血糖コントロールが経時的に悪くなっていますね。単身赴任となったことによ

る食生活の変化の影響も考えられると思いますので、再度、栄養指導をしたほうがよいですね。

看護師
来週、診察予定になっています。

医師
それでは、来週に栄養指導をお願いします。

薬剤師
薬剤も多いので、薬剤指導も再度行ったほうがよいですね。

医師
そうだね、よろしくお願いします。使用中の薬も持ってきてもらいましょう。

看護師
Aさんに連絡しておきます。

　カンファレンスでは、薬剤を増量しても血糖コントロールが悪いことから、インスリン自己注射導入が提案され、食生活や飲酒についても再度指導が必要と考えられました。また薬剤も複数併用しているので、再度服薬指導をすることになりました。看護師から指導時間の確認と、余っている薬剤を持参するようにという連絡をしてもらうことになりました。

🔴 実際のかかわり・ケア

　ちょうど診察日は休日とのことで、指導を行う予定となりました。診察前に栄養指導が行われ、その後、薬剤師が呼ばれて薬剤指導を行いました。

患者
管理栄養士さんに（教育的）指導をされたよ＜他人事のような口調＞。これ、薬ね＜各薬剤を1シートずつのみ持参しポケットから取り出す。ズボラな印象＞。

薬剤師
ありがとうございます＜薬剤の作用の仕方と服薬のタイミングなどについて指導を行う＞。

患者
わかりました、いろいろな薬がありますねえ＜他人事のような口調＞。でも、薬を飲んでも飲まなくても、体調は変わらないよね。

薬剤師
（どの薬も1シートだけ残っているというのはおかしい。残薬確認が不十分だな）

今日、持ってきた薬以外に、家に薬はありますか？

患者
家にはけっこうありますね。

　薬剤指導にて、しっかり服薬できていない状況であることが疑われました。何気ない言葉を聞き逃さないことが重要です。

薬剤師
薬は飲みたくないですか？

患者
そういうわけではないけれど、飲み忘れても痛くもかゆくもないから、飲み忘れることが多いな。

薬剤師
血糖値が高くなっても痛みは出ないですものね。ただ、血糖値が上手にコントロールできないと、長い年月で血管に障害が出てきます。またさまざまな疾患と関係してきますので、症状がなくても薬をしっかりと飲むことが必要です。

患者
そうなんだね。ついつい飲み忘れると、飲まなくなってしまうんだよね。

薬剤師
お仕事は営業職でしたか？　飲み忘れが多いのはいつの薬ですか？

患者
仕事は営業です。昼食や夕食は外食が多いので飲み忘れることが多いかな。食事の前に飲む薬と後に飲む薬があって、持ち出すのも飲むのもめんどうだよ。

薬剤師
薬、飲み忘れて余っているともったいないですよね。薬も安くないですよ。

患者
そうだね。お金と考えればもったいないね。

薬剤師
休日はどのように過ごしているのですか？

患者
休日は昼ぐらいまで寝ている日が多いかな。

　共感しながら、話しやすい雰囲気づくりをすることが必要です[1]。服薬アドヒアランスが低いのは、服薬のタイミングが食事の前と後に分かれていることが要因の一つだとわかりました。

そこで、食前に服用しなくてはならないα-グルコシダーゼ阻害薬（α-GI）に合わせて、薬はすべて食前服用に変更することを医師に依頼しました。また、休日に朝食抜きで昼食を食べる場合は、昼食時に朝食前の薬剤を服用することと、一包化する（朝・昼・夕食時それぞれに飲む薬剤を1袋にまとめる）こと、また薬価も考えてDPP-4阻害薬とSGLT2阻害薬の合剤[2])を医師へ処方提案し、承諾されました。さらに服薬指導を再度行い、診察時にはかならず残薬を持参するよう指導しました。

その後の経過

1か月後の再診時、HbA1c 8.9％と改善傾向でした。診察後、薬剤師と面談を行いました。

患者
先生と管理栄養士さんに褒められました。食生活はあまり変えている気はしていないけど、薬を食前にまとめてもらったので、ごちゃごちゃ考えなくてよいし、すっきりして管理がしやすくなりました。薬は余らないから、しっかりと飲めているのかな。薬剤師さんにいわれたように、寝坊した休日は、昼食時に朝食前の薬を飲んでいます。

薬剤師
昼分の薬が余っているようでしたら、来院時に持ってきてもらえれば日数の変更を行います。

患者
今は余っていませんね。そういえば、最近、トイレに行く機会が増えたような感じがします。

薬剤師
薬の作用のせいですね。生活に支障はないですか？

患者
困りはしていませんが、このままの状況だと、仕事のときに少し大変ですね。

　服薬アドヒアランスが向上したことで、残薬は適切でした。さらに、服薬アドヒアランスの向上によって血糖コントロールが改善傾向であり、継続支援していくことが大切です。
　副作用の利尿効果についても、営業職なので考慮が必要です。取り引き先との商談や会食などで席を立てない状況も想定され、トイレの回数を気にして服用しなくなる場合も考えられます。ある程度、血糖コントロールができてきたら、利尿効果のあるSGLT2阻害薬の休薬も必要と考えます。

ケアのポイント

　薬が処方されている場合、服薬はできているだろうと思い込まないことが重要です。とくに血糖コントロールが悪い患者では、何気なく確認することが大切です。飲み忘れがあったことがわかった場合、ただ飲み忘れたことを責めてはいけません[1]。今回のように単身赴任によって食生活が変化したり、服薬アドヒアランスが低下したりしていたことが考えられるためです。その人の性格や社会環境などに配慮した介入が必要であり、薬だけでなく生活環境に目を向けることも大切なのです[1]。血糖降下薬は現在多くの種類が使用可能ですので、患者個々に合った薬剤を選択し、処方提案することも重要になります。

ファシリテーションのポイント

　糖尿病治療には食事療法と運動療法の二本柱があり、そこに薬物療法が加わって三本の矢となります。主治医の考えや今後の方針をチームスタッフ全員で確認し、各職種がそれぞれの立場から検討していくことが大切だと考えます。薬剤師としては、薬剤数が多く血糖コントロールが悪い場合、服薬アドヒアランスの低下が考えられるので、その薬剤が患者の生活や社会スタイルに合っているのか検討することも必要です。

　また薬剤だけで考えるのではなく、他職種の考えや意見に耳を傾け、患者を診てチーム医療に貢献することが必要です。薬剤師が糖尿病チーム内で機能すると、服薬アドヒアランスが向上し、血糖コントロールを改善できると考えます[3, 4]。

　今回の症例は、休日の時間を割いてもらえる病期（前熟考期〜熟考期）であったので、問題なく栄養指導や服薬指導が行われました。この服薬指導が自分を見つめなおすよいきっかけになり、その後の服薬指導につながったと考えます。

引用・参考文献
1) 日本糖尿病療養指導士認定機構編・著. "心理・行動に配慮した支援". 糖尿病療養指導ガイドブック2019. 東京, メディカルレビュー社, 2019, 109-12.
2) Han, S. et al. Glycemic effectiveness and medication adherence with fixed-dose combination or coadministered dual therapy of antihyperglycemic regimens: a meta-analysisi. Curr. Med. Res. Opin. 28 (6), 2012, 969-77.
3) Sisson, E, et al. Pharmacist roles in the management of patients with type 2 diabetes. J. Am. Pharm. Assoc. 49(suppl1), 2009, S41-5.
4) Antoine, SL. et al. Improving the adherence of type 2 diabetes mellitus patients with pharmacy care: a systematic review of randomized controlled trials. BMC Endocr. Disord. 14, 2014, 53.

第 2 章　経口薬

3 副作用をおそれて薬の量を減らし、血糖コントロールが悪化している患者

新潟中央病院薬剤部薬剤部長　原 栄子（はら・えいこ）

患者紹介

Aさん：68歳、男性、会社役員。

身体状況　身長160cm、体重50.6kg（標準体重56.3kg）、BMI 19.8kg/m^2、血圧124/80mmHg、白血球数5,430個/μL、ヘモグロビン13.6g/dL、血小板数29.0×10^{4}個/μL、AST 28U/L、ALT 33U/L、血清クレアチニン0.86mg/dL、総コレステロール165mg/dL、HDLコレステロール60mg/dL、中性脂肪101mg/dL、空腹時血糖値89mg/dL、尿蛋白（±）、尿糖（2+）、尿ケトン体（2+）。

現病歴　2型糖尿病で病歴不明（診断後約2か月）。交通事故後から発症した左手のしびれによる手根管症候群疑いにて、当院整形外来・手の外科受診。電気生理学検査を行ったところ、感覚および運動神経伝導速度低下がみられ、糖尿病が疑われた。内科にて血糖検査の結果、食後血糖値227mg/dL、HbA1c 9.6%であり、初めて糖尿病の診断を受ける。今回、外来での検査でHbA1c、空腹時血糖の高値、および尿蛋白、尿糖、尿ケトン体に異常がみられた。糖尿病合併症：糖尿病神経障害あり（アキレス腱反射なし、膝蓋腱反射なし）、単純糖尿病網膜症、糖尿病白内障。

患者背景　病院ぎらいのため健康診断を受けていない。2～3年で約8kgの体重減少あり。会社役員でデスクワークが中心。一人暮らしであり、ビールを飲みながら好きな時間に食事をとり、間食は毎日欠かさないといった食習慣であった。運動習慣なし。喫煙なし。外来にて、以前行った診療時説明の内容をあまり覚えていないことが発覚し、家族（別居の長女）と面談したところ、認知症の家族歴（母親60歳代前半で発症）があることが判明した。神経内科受診によって軽度の認知症と診断される。手の外科手術の入院都合がつくまで、約2か月間、内科外来で検査、内服治療を受け、その後入院となった。

処方薬　血糖降下薬：ボグリボース（ベイスン®錠0.2mg）、1回1錠、1日3回、朝・昼・夕食直前。シタグリプチンリン酸塩水和物（グラクティブ®錠50mg）、1回1錠、1日1回、朝食後。糖尿病神経障害治療薬：プレガバリン（リリカ®カプセル75mg）、1回1カプセル、1日1回、朝食後…2週間前から足裏のしびれ、痛みが気になってきたことに対して追加処方された。

カンファレンス

■ 今後の予定と指導方針

　血糖コントロール目的で周術期にインスリン注射を導入し、血糖値を安定させてから手の外科にて手術を行う予定です。入院時、糖尿病チームと内科医師とのカンファレンスの場面で、入院後の血糖検査は食後血糖値200mg/dL、HbA1c 7.5％と、DPP-4阻害薬、α-グルコシダーゼ阻害薬（α-GI）内服にもかかわらず、異常高値を認めるという情報が共有されました。

医師
Aさんは、食後血糖値が高かったので、ボグリボース（α-GI）を処方しました。高齢かつ初期の認知症ということで、低血糖の起こりにくい薬剤で様子をみていたのだけど、なかなか効果がみえてこないんだ。足の裏のしびれのためにプレガバリンも処方しているのに、まだしびれているようだね。増量が必要かな。

薬剤師
ボグリボースは食事と服用のタイミングを守らなければ効果が得られないので、確認が必要ですね。しびれの状態についても、自宅での服用状況など服薬指導時に確認します。

看護師
外来で生活指導などは受けたようですが、初めて糖尿病といわれたためAさんの意識も低く、また高齢のために説明内容を十分理解できていなかったのかもしれません。食事の内容と運動への取り組み方も含めて確認し、間食のとり方など生活習慣の改善について、Aさんの家族にも同席してもらい話してみます。

医師
私も、糖尿病について今の病態と治療の目的、これからのことなど、今度は家族と一緒に指導してみるよ。

■ α-GIの効果・副作用

　Aさんは整形外科を受診したところ、思いがけず60歳を過ぎて初めて糖尿病といわれました。外来で内服治療が始められ、調剤薬局からは、薬剤の説明を受けたこと、その後何度か薬についての疑問点を確認するために来局したとの情報がありました。

　初期の糖尿病では、食事や運動不足の見直しなど、生活習慣の改善が良好な血糖コントロールに繋がるといわれています。食後高血糖を認める場合、まずはα-GIか速効型インスリン分泌促進薬（グリニド薬）のどちらかが選択されます。今回処方されたα-GI（ボグリボース）は、小腸からの糖の吸収を遅らせるという機序で、食後高血糖を抑制します。食後の急激な血糖値

上昇が緩やかになることによって、インスリンの需要量は減少し、食後のインスリン過剰分泌も是正されます。食物と混在することで効果を発揮するので、食直前での服用が大切で、食後ではその効果が期待できません。

　副作用で、放屁の増加、腹部膨満、鼓腸が高頻度で発現しますが、少量から開始したり、1～2週間服用を続けたりすることで、多くの症例でその症状は改善します。単独では低血糖をきたす可能性がきわめて低いです。しかし、ほかの血糖降下薬と併用して低血糖が出現した場合、二糖類であるショ糖（砂糖）では血糖値の回復が緩徐であるため、単糖類のブドウ糖を服用する必要があります。そのため、インスリンやスルホニル尿素（SU）薬などと併用している場合は、つねにブドウ糖を携帯するよう指導が必要です。

■ DPP-4阻害薬の効果・副作用

　DPP-4阻害薬であるシタグリプチンリン酸塩水和物は、血糖値に依存して、食後のインスリン分泌を促進させると同時にグルカゴン分泌を抑制します。その結果、空腹時および食後高血糖のいずれも改善させます。こちらも単独投与では低血糖のリスクはきわめて低いのですが、SU薬やインスリンとの併用の際は、低血糖の発症頻度が増加する可能性があり、併用薬の減量について考慮が必要です。また、腎機能障害のある患者さんでは排泄が遅延し血中濃度が上昇するおそれがあるので、投与量を減らす必要があります。

　Aさんは高齢者で初期の認知症とも診断されたため、医師は低血糖の心配のない、この2種類（α-GIとDPP-4阻害薬）の薬剤を選択しました。

■ 糖尿病神経障害治療薬の効果・副作用

　足裏のしびれのために処方されたプレガバリンは、糖尿病神経障害に対して近年よく用いられています。中枢神経系においてカルシウム流入を抑制し、興奮性神経伝達物質の遊離を抑制することによって過剰に興奮した神経を鎮め、痛みを和らげます。腎排泄により代謝されるので、腎機能障害を有する患者では用量調整が必要です。めまい、傾眠、意識消失などの副作用が報告されており、自動車の運転などは避けるよう指導します。とくに高齢者では、これらの症状によって転倒し骨折などを起こした例があるため、十分な注意と説明をします。また、アルコールは薬の作用を強めることがあるので注意が必要です。

　Aさんの場合、腎機能値は正常範囲でしたが、副作用の発現を軽減するため、初期投与量を少なめにして服用が開始されていました。

🔴 実際のかかわり・ケア

■ 入院中の薬剤師による服薬指導

薬剤師
こんにちは。今日は飲んでいる薬剤のことでお話したいのですが、少しお時間をいただけますでしょうか？

患者
ああ、いいよ。私も聞きたいことがあったんだ。

薬剤師
それはちょうどよかったです。薬を飲み始めてから、わからないことが出てくる場合もありますよね。ところで、聞きたいこととは何でしょうか？

患者
「足がしびれる」と先生に話したらプレガバリンという薬が出て、「この薬を飲んで様子をみましょう」といわれたんだ。外の薬局で薬をもらったら、説明書に「副作用で、倦怠感、むくみ、呼吸困難などが起こることがある。アルコールを含む飲料水と一緒にとらないこと。とるときは主治医に相談するように」と書いてあった。これから旅行に行ってビールなど飲むかもしれないので、これは大変だと思い、休み明けから飲もうかと考えて、まだずっと飲まないでいたんだよ。ただね、よく考えると、このしびれは、糖尿病と診断されて、糖尿病の薬を飲み始めてから出てきているような気がするんだ。自分には、もらった糖尿病の薬が合っていないのではないかと心配だ。

薬剤師
「処方された薬が自分に合っていないのではないか」と心配なのですね。先生にはそのことは話しましたか？

患者
いいや、先生には悪くて話せないさ。とくに最初に出たご飯の前に飲む薬は、合っていないと思ってやめていたんだよ。

薬剤師
自分には、ご飯の前に飲むボグリボースという薬が合っていないと思って、飲むのをやめていたのですね。

患者
そうなんだ。誰だって合わない薬はあるからね。ボグリボースは、飲んだらおならがよく出て、本当に困ったよ。会社で女の子もたくさんいるのに、恥ずか

しいじゃないか。そこで飲むのをやめてみたら、おならが出なくなって本当によかったよ。自分にはこの薬は合わなかったんだ。だから、後から出たしびれの薬も、自分には合わないかもしれないと思ってね。薬剤師さんに相談してから飲もうと思っていたのだよ。でも、最初に出された1日1回の大事な糖尿病の薬は、ちゃんと飲んでいるから大丈夫。自分で、パソコンに毎回入力して、忘れないようにしているんだ。

薬剤師
自分で、忘れないように工夫しているのですね。それはすごいです！

患者
そうだろう？ 前に間違って2回分飲んだり、飲み忘れたりしたことがあってから、こうやって自分で気をつけているんだ。

薬剤師
でも、せっかく飲み忘れをしない工夫をしても、先生の指示なく自分でほかの薬をやめてしまっては、効果が十分に出てこないことがあります。しびれの薬について、相談していただきありがとうございます。飲まないでいて余っている薬があるようでしたら、数を合わせて、先生に必要な数だけ処方してもらうこともできますよ。残っている薬を数えさせてくださいね。

■ **プロブレム（問題点）の洗い出し**

しびれの薬であるプレガバリンについて、副作用を心配し、アルコールとの飲み合わせを気にしてまったく服用していなかったため、しびれの症状は改善されませんでした。

シタグリプチンリン酸塩水和物服用の効果によってHbA1c値が低下したため、末梢神経障害が改善されてきているようです。それに伴い今まで発症していなかった足のしびれや痛みなどの症状が出てきたことを、「薬が合わないからこういった症状が出てきたのかもしれない」と自己判断し、服薬に不安をもっています。

ボグリボース服用の初期に現れる副作用（放屁）との付き合い方について、十分な理解が得られていない可能性があります。服薬の中断によって副作用症状が軽減されてしまったため、「自分に合わない薬はやめたほうがよい」と自己判断してしまいました。それが、食後高血糖が改善されない原因となりました。

■ **指導内容**

薬剤師
薬局でもらった薬の説明書について補足しますね。肝機能が悪くなっているときに薬を飲むと、薬の作用が強く現れることがあるので、「アルコールと一緒

にとらないように」と多くの薬の説明に書いてあります。プレガバリンは、薬を飲むとき、水の代わりにお酒で飲んだり、毎日2～3本の晩酌を続けたりしなければ、つまりたまに350mLの缶ビールを飲む程度では、とくに問題はありません。

患者
そうなんだ。それなら薬を飲んでいても旅行したりできるね。

薬剤師
プレガバリンは、しびれが末梢神経障害からくる痛みからきている可能性を考えて、先生が処方されたものと思われます。服用してすぐに効いてくる薬ではないので、きちんと続けてみてください。ただ、糖尿病の治療中は、先生と約束した飲酒の量を守るように心がけてください。

患者
わかりました。

薬剤師
Aさんは、糖尿病の大事な薬であるシタグリプチンリン酸塩水和物をきちんと服用していましたね。毎日服用していたことが、ちゃんとHbA1cの数値がよくなってきていることに繋がっていますよ。

患者
ただ、薬を飲むようになってからしびれなどの症状が出てきているような気がして……。

薬剤師
だから、「自分には薬が合っていないのではないか」と心配しているのですね。Aさんは、糖尿病と診断される前から血糖値が高くなっていて、合併症の神経障害が起こっていた可能性があります。薬物治療をして血糖値がよくなってきたことで神経障害が改善され、しびれや痛みなどを感じるようになったとは考えられないでしょうか？

患者
へぇ、そういう場合もあるのかね。

薬剤師
この次の診察で、こういった心配をしていることを、先生に相談してみてください。また、食事の前に飲むボグリボースという薬は、1日3回きちんと食事をバランスよくとり、食物と混在することで食後の高血糖を改善します。よって、食直前での服用が大切です。副作用でおならが出たり、お腹が張ったりといった症状が最初に出ることがあります。

患者
あった、あった！恥ずかしくていやだった！

薬剤師
これは、薬が効き始めているという証拠でもあります。少量から服用したり、1〜2週間服用を続けたりすることで症状が改善するので、もう少しがんばって飲んでみてください。

患者
わかった。薬の効果が出てきているんだったら、これからはきちんと飲むようにするよ。

■ 聴き取りのコツとポイント

　患者との面談では、患者が心を閉じてしまわないよう、気持ちに配慮して会話を進めることが大切です。そして患者の答えに対してくり返しと頷きを行うことによって、患者が満足感を得て、心を近づける効果を得られます。患者に誤った考え方や思い込みなどがあっても、けっしてそれを直接否定せず、よいところを褒めたり認めたりする会話を続けます。すぐにそれを否定したり訂正したりしてしまうと、患者が心を閉ざしてしまうばかりか、患者の服薬行動が阻害されている原因をみつけられない場合があるからです。

　せっかく患者から質問がなされるのですから、疑問に思ったきっかけや疑問の原因を探し出し、患者の表情にも気を配り、その思いに気持ちを寄せます。そして患者がどのように行動するべきなのかをみずから明確にできるよう、方向性を共有することが重要です。

💊その後の経過

■ スタッフのかかわりによる退院後の患者の変化

　Aさんが、薬の勝手な服用中断をしたことをきっかけに、スタッフが連携してかかわったことによって、Aさんの薬に対する理解力が向上しただけでなく、糖尿病療養生活への取り組み方が前向きになってきました。

　生活習慣改善についての指導など看護師によるかかわりの結果、Aさんは自分で食事にも気をつけるようになりました。また、運動療法においても「冬はあまり散歩ができないので、運動のためのエアロバイクを購入したい」と具体的な相談をしてくるようになりました。Aさんはみずから血糖自己測定器を購入し、服用状況と血糖測定値を毎回パソコンに入力して管理し、服用忘れや重複の内服などを防ぐ工夫をして継続しており、外来受診時には、うれしそうに記録を見せてくれています。

■ **その後の医療者のかかわり**

　医師からは、1日3回毎食直前だったボグリボースの服用方法を、昼間に放屁の副作用が気にならないよう1日2回朝夕食直前に変更されました。Aさんは現在もきちんと服用方法を守って継続しており、食後血糖値の改善に繋がっています。外来においても、看護師が定期的にAさんの話を傾聴して、服用状況や血糖自己測定器などの手技の確認を行い、療養指導のフォローアップを継続しています。そして、訪問ステーションの看護師と調剤薬局の薬剤師とも情報共有し、自宅においての生活、服薬についての支援体制を構築し、連携を続けています。

💊 ケアのポイント

　患者との会話から、問題点に気づき、気持ちに合わせた指導方法を考えましょう。それには以下の点が重要になります。
・患者の話から、正しい情報を引き出す。
・患者にとってのプロブレム（問題点）を見つけ出す。
・患者に問題点を認識してもらうよう、行動のもとになる気持ちへのアプローチを目指す。

　初めて糖尿病と診断されたことへのとまどいなどが見られる患者では、話を傾聴し、心のなかを聞きながら、くり返し説明・指導することで、薬や副作用に対する不安を取り除くことが大切です。また理解を深めるため、わかりやすいパンフレットや映像を取り入れた説明も効果的です。薬に対しての知識や理解力が不足していると思われる場合は、家族の協力を得ることも必要です。食事療法、運動療法など生活改善への説明などにも一緒に参加してもらいます。今後の療養生活に向けて、地域の支援体制を確認することも重要です。

💊 ファシリテーションのポイント

　Aさんは今回初めて糖尿病と診断されたため、病識や薬や副作用についての不安やとまどいなどもあった可能性があります。服用の目的、副作用への対処法などの説明を行い、スタッフがくり返しかかわることで、患者の病識、薬識を深められました。また今後、患者の勝手な判断での服薬中止に気づき、早期に対応することができます。

　さらにAさんは初期の認知症でもあります。そのため、これからずっと継続して行わなくてはならない自宅での自己管理について、本人だけでなく家族も一緒に取り組めるような方向性を検討し、地域と連携をとっていくことが重要です。

　服薬中止患者は一人ひとり事情と背景が異なります。患者の気持ちに寄り添ったかかわりによって、その原因を探し出し、患者みずからが療養生活のなかでの血糖降下薬への考え方を認識し、服薬を継続できるようスタッフで考え、協同して患者を支えていくことが大切です。

第3章 注射薬

1 経口薬のみで長年治療を続けていたが、インスリン製剤を併用することとなった患者

東北医科薬科大学若林病院薬剤部副薬剤師長　佐藤伸輔（さとう・しんすけ）

患者紹介

Aさん：71歳、女性。

身体状況 身長153.3cm、体重52.7kg、BMI 20.8kg/m^2、血圧120/64mmHg、脈拍数71回/分、HbA1c 9.4％、抗GAD抗体（－）、血清クレアチニン0.50mg/dL、eGFR 90.0mL/min/1.73m^2、HDLコレステロール50mg/dL、LDLコレステロール83mg/dL、中性脂肪152mg/dL。

現病歴 第2子、第3子出産の際に糖代謝異常を指摘されており、33歳から内服薬にて糖尿病治療が開始された。60歳ごろまでは内服薬で問題なく血糖コントロールできていたが、それ以降は血糖コントロール不良となることがたびたびあった。生活習慣の見直しと内服薬の変更でその都度、良好な血糖コントロールになっていた。半年前から主治医は内服薬だけでのコントロールに限界を感じ、インスリン導入を本人に提案していたが、自己注射に対して抵抗を示して同意しない状態が続いていた。今回、随時血糖266mg/dL、HbA1c 9.4％と上昇したため、医師の説得もあり「看護師が打つのであれば始めてみてもよい」ということで、入院してインスリン導入を行うこととなった。糖尿病に関する教育は外来にて看護師による生活指導、管理栄養士による栄養指導、薬剤師による服薬指導が何度か実施されていた。糖尿病合併症・併存症：軽度糖尿病神経障害あり、糖尿病網膜症なし、糖尿病腎症第2期、白内障あり、脂質異常症あり、高血圧症あり。

患者背景 夫との二人暮らし。調理担当は本人。間食が多く友人宅などで菓子類を摂取している。運動は週に1～2回30分程度の散歩を実施している。日常生活動作（activities of daily living：ADL）はとくに問題はないが、白内障が進行しており見えにくいと感じている。

処方薬 ＜入院前の薬剤＞血糖降下薬：グリメピリド（アマリール®錠1mg）、1回1錠、1日1回、朝食後。メトホルミン塩酸塩（メトグルコ®錠250mg）、1回1錠、1日3回、朝・昼・夕食後。ボグリボース（ベイスン®錠0.3mg）、1回1錠、1日3回、朝・昼・夕食前。シタグリプチンリン酸塩水和物（ジャヌビア®錠50mg）、1回1錠、1日1回、朝食後。アンジオテンシンⅡ受容体拮抗薬：テルミサルタン錠（ミカルディス®錠40mg）、1回1錠、1日1回、朝食後。アトルバスタチンカルシウム水和物（リピトール®錠10mg）、1回1錠、1日1回、朝食後。

🍬 カンファレンス

　Aさんはインスリン導入に抵抗があり、入院前に医師が説得した際には「インスリンを看護師に打ってもらうのはよいけれど、自分で打つのはいやだ」との訴えがあって、入院での導入となりました。白内障を眼科医より指摘されているものの、点眼薬で進行抑制しています。最近では「ものが見えにくい」との訴えもあり、手術を考えています。何度か栄養指導を受けているものの、実践できていません。1日3回食事を摂取しているほかに、近所の友人と話をしながら菓子類を摂取することが多いようです。

看護師
Aさんの入院契機について、医師から報告お願いします。

医師
長年内服薬で治療していましたが、最近血糖コントロールが不良な状態が継続しており、今後白内障の手術も検討していることから、今回インスリンを導入したいと考えています。しかし、Aさんは以前から「インスリンの針が怖い」と話していて、なかなか同意してもらえませんでした。今回やっと「インスリンを打ってみようかな」という発言があって、入院してインスリン導入することにしました。

看護師
入院時にAさんから話を聞いたのですが、今までずっとインスリンの必要性について考えていたようです。そのためインスリンに関する知識は、本などから得ていたようです。しかし、やはり針が怖いということが先行して、インスリンが必要だということは理解していても、導入に進めないのが現状なようです。この針への不安を解消するために、どのようにすべきでしょうか？

薬剤師
実際にインスリンの針を見たことはあるのでしょうか？

看護師
まだインスリンが開始となっていないため、針は見たことがないと思います。本人に確認したところ、先端恐怖症などではなく、針に対する恐怖心が勝っているのが原因ではないかと考えています。

薬剤師
それでは、針に慣れることから始めてみましょう。「インスリンの針はとても細い」「思ったより痛くない」ということを実感してもらえると、考え方も変わるかもしれません。

医師
そうですね。無理をせず少しずつ慣れてもらいましょう。実際打ってみたら「この程度か」と思ってもらえることも多いですよね。食事に関しては、問題ありましたか？

管理栄養士
Aさんは外来のころから栄養指導をとおしてかかわっており、間食が多いことと、ご飯を食べない代わりに脂質が多いことを指摘していました。合併症を進行させないために、食事に気をつけはじめていたようですが、「どうしても近所の人とお茶飲みをする際の間食がやめられない」と話していました。

看護師
友人などをとても大事にする人なので「私だけ食べていないのはおかしい」などという気持ちになっているのかもしれません。もう少し思いを深く聞き取ってみます。

医師
ぜひお願いします。ほかに問題となる事項はありますか？

薬剤師
Aさんの低血糖に関する知識が不足しているようです。現在ボグリボースを服薬中にもかかわらず、「低血糖時にはブドウ糖を摂取しなければならない」ということを理解していませんでした。今まで一度も低血糖症状になったことはないようですが、今回インスリンも開始になりますので、再指導が必要だと考えています。

医師
そうですね。低血糖対策もきちんと進めていかなければなりませんね。

　今回のカンファレンスであげられたAさんの問題点は、「インスリンを導入するにあたりインスリンの針が怖いため自分自身で注入することを渋っている点」「間食の習慣をやめることができない点」「低血糖症状に対する知識が少ない点」です。

🍀実際のかかわり・ケア

■ インスリン導入に関する問題点

薬剤師
今日の朝からインスリンが開始になりましたが、どうでしたか？

患者
針は怖くて見られませんでしたが、思ったより痛くなかったです。

看護師
そうですよね、思ったより痛くないですよね。それは血液を抜くときの針と比べてとても細い針を使っているからなのです。

患者
そうなのですね。なんとなく針は怖いといったイメージでいましたが、痛みはこの程度のものかと感じていました。

看護師
これまでに尖ったものをみて、強い恐怖心を感じたことはありますか？

患者
いいえ。料理のときも普通に包丁などは使っていますので、とくにありません。

看護師
それでは、今はインスリンを打つ時間ではないですが、一度針をよく見てみませんか？

患者
怖いですが、今打たないのであれば、見てみます。
<インスリンの針を確認してもらう>初めて見ました、こんなに細いのですね。おもちゃみたいで、よく見ると気にするほどではないような気もします。

薬剤師
そうですよ。まだ自分で打つことには抵抗があるとは思いますが、看護師が打つところを毎回見て、慣れていきましょう。

患者
そうですね。退院したら自分でインスリン注射を打つことになると思うので、少しずつ慣れていきます。

　針を怖いと感じる原因を聞き取る必要があります。単純に「経験したことがないので不安として感じている」のか、「先端恐怖症のように尖ったものに対して強い精神的動揺を感じる」のかを判断する必要があるのです。「経験したことがないので不安として感じている」という場合には、「インスリンの針は痛くない」というイメージを実感してもらいます。

■ 間食の習慣の改善について

管理栄養士
Aさん、以前外来時に栄養指導をしましたが、自宅では実践できましたか？

患者
がんばって気をつけていましたよ。管理栄養士さんのいうとおり、私の食事はご飯を食べない代わりに脂質を多く摂取してしまうようなので、きちんとお米を食べるようにしていました。

管理栄養士
今回聞いた食事内容のかぎりでは、朝・昼・夕の食事は問題ないようです。しかし、間食が多いように見受けられますが、どうでしょうか？

患者
外来で説明を受けたときから気をつけようとは思っているのですが、間食がやめられないのです。

看護師
自分自身で原因はどこにあると思いますか？

患者
一人でいるときは家事などをして動いているので、間食をとろうとは思いません。ですが、友人宅で一緒に話をしているときにお菓子類が出てくると、食べないのも申し訳なく思い、食べてしまうのです。自宅に友人を招いたときにも同じようにお菓子類を提供するので、結局毎日間食を食べてしまっています。

看護師
お友だちには、糖尿病の話などはしているのですか？

患者
糖尿病なのは話しているのですが、なかなか詳しい話はできていません。インスリンを拒否していた理由の一つに、友人の前でインスリンを打てないという気持ちがあります。

看護師
そうなのですね。今後、お友だちに糖尿病の話をしようと考えていますか？

患者
今回、インスリン注射をしなければならなくなったので、仲のよい友人には詳しく話そうと考えています。

管理栄養士
そうですね。そのときにお菓子の話もしたほうがよいかもしれませんね。間食を絶対にしてはいけないのではなく、量を少なくしたりヨーグルトなど血糖値が上がりにくい食品に変更したりするのもよいかもしれませんね[1]。可能であれば周囲の人に理解してもらったほうがよりよい治療に繋がると考えます。退院してからでもよいので、間食について一緒に考えていきましょう。

原因と思われる事項を、なるべく本人から話してもらえるよう導きます。周りの人間（今回は近隣の友人）に対して理解が得られるのか聞き取り、理解を得る方法について一緒に考えていきます。「間食を摂取してはいけない」ということではなく、血糖値の上がりにくい食品[1]を選択することが血糖コントロールに繋がることを理解してもらいます。食事とのバランスを考え、退院後でもよいので、どのように変化したか相談にのることもできる点を認識してもらいます。

■ 低血糖症状に対する指導

薬剤師
入院時に話をさせてもらった際に、「低血糖症状についてよくわからない」とのことでしたが、どのような点がわからないか、詳しく聞かせてください。

患者
飲み薬が始まったころに説明があったような気もするけど、すでに20年以上前の話だし、一度も低血糖症状になっていないと思うからよくわからないのです。なんとなくだけど、具合が悪くなるのではなかったでしたか？

薬剤師
なるほど。具合が悪くなるのも症状の一つなので、間違っていませんよ。そのほかの症状として、冷や汗や震えなども頭に入れておいてもらえるとよいと考えます。さらにAさんの場合、低血糖になった際に砂糖では血糖が上がる効果が遅くなってしまう薬を服用しているので、低血糖時にはブドウ糖を摂取しなければならないことも覚えておいてください[2]。

　長年変わりない内服薬で治療を継続しており、ほとんど低血糖症状の発現がない患者の場合には、低血糖症状に関する知識を忘れているケースが多くあります。そのため、現在どこまで覚えているのかを本人の言葉から聞き取らなければなりません。また、今後α-グルコシダーゼ阻害薬を継続しながらインスリンを開始する可能性があるため、低血糖症状を改善するにはブドウ糖でなければならないことについて、十分理解してもらう必要性があることを念頭に置きましょう。低血糖症状を「怖い」といったイメージで捉えるのではなく、きちんと対応すれば回復できるものであることを、十分に理解してもらいます。

🍬 その後の経過

■ インスリン導入に関する問題点

　看護師がインスリンを注入する際、毎日なるべく本人が確認できるような形で注入していま

した。その結果だんだんとインスリンの注射針に慣れてきて、Ａさんから「自分で打ってみてもよいかな」という発言が得られました。その結果として意欲的にインスリンを導入することができました。

■ **間食の習慣の改善について**

Ａさんは入院中に友人が見舞いに来た際に、血糖コントロールするためにインスリンが必要なことや、間食について指摘されたことを友人に説明した様子でした。その際、友人に「なんでもっと早く言わないの！」と怒られたそうです。Ａさんは「遠慮しないで、もっと早く相談しておけばよかった」と看護師や管理栄養士に話していました。

■ **低血糖症状に対する指導**

薬剤師がパンフレットを用いて低血糖症状について詳しく指導を実施しました。本人は、ボグリボースを服薬開始した際に、低血糖症状について詳しく指導されていたことを思い出した様子でした。「今後、ブドウ糖をなるべく持ち歩くことにする」といった発言を得られました。

■ **今後の課題**

友人の協力のもと、間食を減らす、または血糖の上がりにくい食品に変えていくなど、間食の摂取方法について考えていく必要があります。今回管理栄養士からヨーグルトなどの乳製品を間食にしてみるというアドバイスを受けたため、継続できるよう見守っていく必要があります。また、これまでは低血糖症状が起こったことがないため、本当に低血糖症状なのか不安があるときには、血糖自己測定（self monitoring of blood glucose；SMBG）を使用して確認できることを理解してもらいます。

ケアのポイント

■ **インスリン導入に関する問題点**

単純に針が怖いケースもありますが、患者の思いが複雑に絡まっている可能性もあるため、不安と感じる思いを時間をかけて聞き出していきます。より短く、より細い針を選択したほうが、不安を軽減できる可能性があります。

■ **間食の習慣の改善について**

管理栄養士と連携をとり、間食をやめられない理由について、患者から聞き出すことが優先されます。間食を減らすにあたっては、「食べてはいけない」という指導より、「血糖値が上がりにくい食品（乳製品など）へ変更する」と伝えることが、患者にとって抵抗が少ない場合が多いです。

■ **低血糖症状に対する指導**

低血糖に対する指導は、低血糖症状にならない患者の場合では、経時的に忘れてしまうことが多いものです。しかし絶対に忘れてはいけない事項のため、あとからでも確認できるように

パンフレットなどを活用して指導したほうがよいでしょう。

🔴 ファシリテーションのポイント

　今回の症例では不安によるインスリン導入の拒否、友人との人間関係が問題となるなど、看護師が中心となってカンファレンスを行うにはよい症例です。各職種から問題となるポイントをあげてもらい、そのポイントに対してどのような改善策を提案するかについて、カンファレンスする必要があります。本症例の場合には、薬学的、栄養学的観点から問題点を解決する方向へ向かうも、その先には患者の複雑な思いが絡みあっていました。患者のいちばん近くでケアしている看護師が、その複雑な思いをどのように解釈し他職種へ伝達できるかもポイントになると考えます。

引用・参考文献
1) 田嶋佐和子. 糖尿病Q&A栄養指導編. Nutrition Care. 4(6), 2011, 611.
2) 医薬品インタビューフォーム. ベイスン®. 2017年9月改訂(第10版). 東京, 武田薬品工業.

第 3 章　注射薬

2　自己注射の導入を拒否する患者

東京医科大学茨城医療センター薬剤部薬剤部長　**松本晃一**（まつもと・こういち）

患者紹介

Aさん：65歳、男性、会社員。

身体状況　身長175cm、体重70.3kg、BMI 23.0kg/m²、HbA1c 11.8%、空腹時血糖値264mg/mL、CPR 3.2g/mL、CPI 1.2、GAD抗体（−）。

現病歴　4年前の健康診断での血糖値は正常値だった。2年前の健康診断で血糖値異常を指摘され、近医を受診したが、仕事が忙しく受診中断となった。半年前は体重が75kg台だったが、その後、忙しくなり70kg台に減少した。体調不良のため近医に再受診し、入院はできないと話し、内服薬による治療となった。最近、とくに夜間の排尿回数が3〜4回に増え、口渇症状が出現し、炭酸飲料、お茶、水をよく飲んでいた。近医の主治医から専門医のいる当施設へ紹介となり、受診することとなった。糖尿病合併症：軽い神経障害のみ。

処方薬　メトホルミン塩酸塩錠250mg、1回1錠、1日3回、朝・昼・夕食後。グリメピリド錠3mg、1回1錠、1日1回、朝食後。シタグリプチンリン酸塩水和物（ジャヌビア®錠50mg）、1回1錠、1日1回、朝食後。

🍬 カンファレンス

医師
この患者さんは、過去に治療中断歴があります。合併症は軽い神経障害程度です。まずは血糖値、血圧、脂質の管理が大切です。

看護師
糖尿病について、正しい知識はもっているのでしょうか？

医師
とくに教育入院の経験などはないですね。外来で療養指導を受けていたものと思われます。食事はどうしていたか、管理栄養士さん、聞き取りをしましたか？

管理栄養士
食事は、糖尿病といわれてからはある程度気をつけていたようですが……しっかりと食事療法に取り組んでいたというわけではないようです。家では妻が食

事をつくっていたそうですが、晩酌は毎日欠かさなかったようです。

薬剤師
内服薬は、正しく服用していたのでしょうか？ 持参薬はメトホルミン塩酸塩が少しですね。DPP-4阻害薬を服用していたと、カルテに記載されていましたけれど……？

医師
そうですね、治療中断中に昼服用分のメトホルミン塩酸塩を何度も飲み忘れていて残っていたものを服用していたようですね。まだ検査中ですが、退院後もインスリン注射による治療が必要になる可能性があります。前に通っていたクリニックの先生から、「インスリンはやりたくないと話している」という情報があります。

看護師
外来の看護師からも、インスリン注射はやりたくないような話が出たと申し送りされました。

医師
インスリン注射による治療は、昔よりは多くの人に理解されてきていると思いますが、まだまだ患者さんにとって積極的な治療として取り組まれるようになっていないことが多いと思います。

薬剤師
自己注射はともかく、看護師によるインスリン注射もいやがっているのでしょうか？

医師
いや、治療上必要なことを話したところ、「入院中のみなら仕方ない」と納得したようです。

　糖毒性の解除のためには、インスリン注射による治療が必要です。退院後は内服治療への変更も視野に入れて、治療方針が考慮されていきます。患者には、患者自身が治療の重要性を理解し、薬物治療へ積極的に取り組む姿勢が必要です。また、食事療法について正しく学んでもらう必要があり、家族の協力も得たいものです。そこで、以下のように治療、指導を進めるという方針がまとまりました。

医師
まずは糖毒性の解除目的のため、強化インスリン療法で治療を開始します。インスリンのみならず、ほかの薬剤についても選択肢を考えていきましょう。

看護師
それでは、インスリン自己注射の手技、血糖自己測定の手技と取り扱い方を習得してもらう必要がありますね。

管理栄養士
食事療法を継続できるようにしていくことも目指します。家族のサポートがどこまで得られるか確認し、食事の具体的なメニューなど家族への指導も進めていきます。

薬剤師
インスリン治療に対して拒否があるため、インスリンによる治療の必要性への理解を深めてもらわなければなりません。「医療者から勧められてインスリン注射にする」というよりも、可能なかぎりわかりやすく説明し、「本人が選択する」ということができるようにしていきたいですね。

実際のかかわり・ケア

■インスリン自己注射による治療の拒否に対して

　薬物治療全体にいえることですが、医師や薬剤師に説得されて実施するのではなく、患者が選択できるような説明が必要です。とくにインスリン製剤やGLP-1受容体作動薬といった自己注射による治療において、なぜその治療方法が推奨されているのか、理解できるように説明することが、患者が前向きに継続できる治療に繋げていくために重要です。

　現在は、インスリン自己注射が広く使用されるようになりました。早期に血糖コントロールすれば合併症の発症や進展を抑制できること、注入器やインスリン製剤の進歩によって容易に使用できるようになったことが影響しています。しかし自己注射と聞けばまず拒否する人が、まだまだ大勢います。

　かつて降圧薬の服用について、「服用開始したら一生服用することになるので、降圧薬を服用するのはいやだ」と話す患者が多数いました。しかし、重篤な心疾患や脳卒中の発症抑制のためには、血圧の管理が重要であることが理解されると、アドヒアランスが向上しました。明確な目的の理解と治療の容易さ、合併症や疾病への理解が得られると、自己注射による治療でも、前向きに受け入れる患者も多いのです。

　ただし、理解の前に治療法の指導ありきでは不満をもったまま治療に入ることとなり、治療の中断となることもあるため注意が必要です。インスリン自己注射による治療に対し最初から否定的な患者は、すでに誤解していることが明確であるため、説明する手法やタイミングに注意が求められます。

■ ベッドサイドにて（看護師編）

看護師
インスリン注射の痛みはどうですか？

患者
うん、ほとんど痛くはないけど自分でやるのはいやだなあ……。やり出したらやめられないっていうしね。

　医療者に勧められ、仕方なく注射を開始したタイミングでは、医療者からインスリン注射の話はしません。もし話題になっても、注射の印象程度の情報の収集のみとします。その際も、なぜインスリン注射がいやなのか直接的に聞かないようにしましょう。インスリン注射を避けたいがために、つい無理に理由を考えて話す場合があるためです。また「インスリン注射をさせようとしている」と患者が思ってしまい、かえって導入が困難になるケースがあります。聞きたい衝動に駆られたら、「インスリンについてどんな印象をおもちですか？」程度とし、あくまで情報の収集に徹して勧めないようにします。

看護師
管理栄養士から食事の話は聞きましたか？

患者
うん、一度聞いたけど、今度妻が同席して話を聞くことになったよ。

看護師
薬剤師からは、薬の話とか聞きました？

患者
いや、聞いてないけど。薬剤師さんが来て説明してくれるの？

看護師
この病棟担当の薬剤師がいるから、話を聞けますよ。

　「薬剤師がインスリンの手技を教えてくれる」「重要性を話してくれる」などといわないようにします。薬剤師が訪れた際に、「無理にインスリン自己注射を押しつけようとしているのでは？」と患者がバリアを作ってしまうことがあります。

■ 体のなかのインスリン（薬剤師編）

薬剤師
入院して、血糖値はどれくらいになっていましたか？

患者
さっきは170だったよ。

薬剤師
だいぶ下がってきましたね。そういえば、血糖値の単位ってわかりますか？

患者
単位って？ 何だろう。

薬剤師
血糖値の単位は「mg/dL」です。つまり「血液100mL中に何mgブドウ糖が入っているか」ということになります。100mg/dL当たりが健常人に近くて、500mLペットボトルに0.5gのブドウ糖が入っている程度の濃さが、通常の血糖値と同じ糖の濃さになります。

患者
いやぁ、意外と少なくてよいのだね。

薬剤師
そうですね。食事でとった糖質は消化管で分解吸収され、一部は肝臓で貯蔵されますが、ほかは全身に回ります。そこで血糖値が上がることになるわけです。歩いたり運動したりすることで、筋肉がその糖を利用しています。つまり、その糖をエネルギーに変えているのですね。

患者
ふーん。

薬剤師
食事からとった糖は、血液のなかまでは簡単に移動できるのですが、筋肉などの細胞に移動するときは、インスリンが細胞内に入るのを助けています。なので、インスリンが不足すると血液のなかには糖が届きますが、細胞に入れないままになってしまいます。そして血糖値が高い状態になるのですよ。

患者
そうなんだ。よくできているのですね、体って。

薬剤師
そうですねぇ。そういえば、インスリン注射をしていましたよね？ インスリンってなぜ注射なのか知っていますか？

患者
えっ、インスリンはもともと注射なんじゃないの？ うーん、強く効かせるためか、速く効かせるためじゃあないの？

薬剤師
いえ、実はインスリンというのは、肉や魚や豆腐の仲間でたんぱく質でできているのですよ。だから口から入ると胃で分解されてしまうので、内服薬がつくれないのです。1921年にインスリンが発見され、100年近くたちますが、まだそれがインスリンの内服薬ができない理由です。

インスリン自己注射を拒否している患者は、一度はインスリン注射を勧められていることになります。導入の際にはインスリン自己注射には触れず、まずは食事や運動と体のなかのインスリンのはたらきについて伝えます。それが理解できると、患者は自分の体のなかで起こっていることに集中してくれます。

患者
インスリンって、一度始めたらやめられないのじゃないの？

薬剤師
確かに長く続けている人も多いですね。しかし、膵臓のインスリンをつくる力がある程度残っていれば、別の治療法に変わる人も結構いますよ。

患者
そうなんだ、やめられることもあるんだ。

薬剤師
1型糖尿病といって、膵臓から必要な量のインスリン分泌が得られない疾患があり、その場合はインスリンによる治療を続けることになります。2型糖尿病ではほかの薬剤になったり、1日1回のインスリンとほかの注射薬や内服薬と併用したり……もちろんしっかりインスリンで血糖コントロールしていく場合もありますが、その人の体と生活環境に合わせて、どんな治療がよいか先生と考えていくことになります。

患者
インスリンにもいろいろ種類があるってこと？

薬剤師
そうですね、簡単にいうと食事によって血液中に運ばれた糖を筋肉に引っ張り込む食事用のインスリンと、もともと24時間持続してじわーっと出ている分を補うインスリンが代表的で、いくつかの種類があります。でもインスリンかどうかよりも5年後、10年後も運動できる体を保つことが大切ですから、先生と話し合ってみるとよいと思いますが。

患者
ちょっと聞きたいのだけど、今までの薬ってどうなの？

薬剤師
メトホルミン塩酸塩とDPP-4阻害薬という薬ですね。簡単にいうとインスリンのはたらきをよくしてくれる薬と、インスリンが必要なときだけ膵臓からインスリンを出すのをサポートしてくれる薬です。いずれも血糖の下がりすぎが起こりにくい、よい薬ですよ。ただ、体のなかで血中のブドウ糖を細胞に移動してくれるホルモンはインスリンしかないので、はたらきをよくする、また出る量を増やしてくれる薬を使っていたことになります。

　治療の目的とインスリンのはたらきが理解できて、インスリンには注射しかない理由がわかったとき、インスリンによる治療を進んで受け入れるようになる人が多いです。「インスリン注射を一度始めたらやめられないのでは？」という質問が出たのは、多分、以前医師に勧められた際に、インスリンが不足していることをいわれているためだと思われます。その不安が解決すると、次にこれまでの治療薬やほかの薬はどんなはたらきなのか知りたくなります。それぞれの血糖降下薬の作用とメリット、デメリットを話すと、多くの場合、患者自身から「インスリン注射のほうがよいかな」といってきます。

その後の経過

　入院して7日間ほど強化インスリン療法でインスリン量の調整をし、空腹時血糖値が下がってきました。糖毒性が解除でき、インスリン分泌がある程度保たれていることから、持効型溶解インスリン製剤とGLP-1受容体作動薬での治療となりました。低血糖が起こりにくい組み合わせであり、今後、食事と運動が正しくできれば、さらに治療が変わることもあると思われます。

ケアのポイント

　看護師は、患者のインスリン拒否の程度を推察していくような会話をもつよう試みるとよいでしょう。たとえば、インスリン注射を数回経験したあたりで「やってみてどうですか？」と尋ねます。患者が「痛い」「痛くない」のどちらを答えても、「まあ1型糖尿病の患者は、中学生でも1人でできているくらいですからねぇ」といってみます。軽い誤解なら、経験したことで拒否はクリアされる場合もあります。この会話の後の患者の言葉が、本音に近いことがあります。

　インスリン治療を開始する際に、なぜいやなのか直接的に聞くと、なんとか注射をしなくて

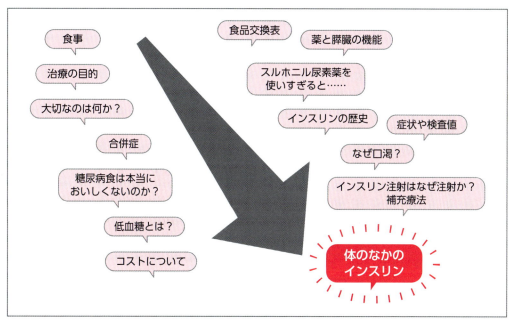

図　インスリン自己注射について伝える際の話の流れ

よいような理由を考える患者がいます。しかし会話の流れのなかでは、勧められているわけではないのでつい素直に本音が出ることがあるのです。そこでわかりやすく説明し、無理に勧めないことで、患者自身が考えるようになります。図のように、患者との会話は食事や運動の話から始め、気がついたら体内のインスリンの話になっているのが理想的です。そのあいだはいろいろな話題になることがあります。

ファシリテーションのポイント

■ なぜ患者はインスリン注射を拒否するのか
　インスリン注射を拒否する症例について、整理しておくポイントを以下に示します。
・インスリン注射を拒否する症例では、「インスリン注射療法を開始したら最後ではないか」という誤解から拒否に繋がっている場合が多いです。
・拒否している症例は、一度断っていることから、誤解は解けていないままです。
・拒否患者のなかには、経済的な問題をもっていて拒否している場合もあります。

■ 患者説明のポイント
　医療者は「インスリンっていうのはね……」とついインスリン注射を主語に説明しがちですが、誤解をもったままインスリンの説明を受けても、拒否が強くなってしまい逆効果となることが多いです。誤解が解けるまではインスリン注射について説明したり勧めたりしないよう、

スタッフ間で意図を共有しておく必要があります。「薬剤師がインスリンの説明をするために来る」など、けっしていわないようにしておくことが重要です。

そして、インスリン注射の導入のためには、「体のなかのインスリンのはたらき」と「なぜインスリン製剤は注射しかないのか」、そして「インスリン注射は簡単であること」をわかりやすく話すことが大切です。これらについて理解できると、みずからインスリン注射を選択してくる患者が多いです。

経済的な問題を抱える症例では、なるべく正確に、月当たりの経費などを伝えます。合併症が進んでしまった場合には治療費が大きくなり、余計に出費が増えてしまうケースがあることも正しく伝えます。医師に経済的な問題があることを話し、チームで相談することも大切です。

患者への指導の際は、なるべく静かな邪魔が入らない場所で話をしましょう。話は「○○すると血糖値が下がるのかわかりますか？」など質問してから答えを待ち、なるべく患者の回答を否定せず「そうですね……」と繋いで、比喩などを使ってわかりやすく説明していきます。質問をすることで話に集中させ、わかりやすく話すことがポイントです。

■ **カンファレンスのポイント**

看護師や管理栄養士から得られる情報をもとに、「患者が治療に対してどう向き合っているのか」「どのように感じているのか」、また「なぜそう考えるのか」を共有できるようにしておきます。カンファレンスにおいては、他職種のスタッフに「患者にどのように正しく理解してもらうか」について、自分の考えとこれから実行しようとする手法を知ってもらうことが大切です。

第3章 注射薬

3 自己流の手技で注射をしていた患者

萬田記念病院薬局長　中野玲子（なかの・れいこ）

患者紹介

Aさん：55歳、男性、会社員（営業）。

身体状況　身長170cm、体重62.7kg、BMI 21.7kg/m^2。

現病歴　25年前、会社の健康診断にて血糖高値を指摘され、医療機関を受診し、糖尿病と診断、治療開始となる。以後不定期に自宅近くのクリニックにて治療継続して10年前からインスリン自己注射の導入となり、現在、混合型インスリン製剤を朝夕の1日2回使用している。今回、通院先のクリニックにて血糖コントロール不良を指摘され、検査、薬剤調整も含めた紹介入院となる。1年ほど前より血糖コントロールは徐々に悪化していたが、ここ数か月でHbA1cは8.2%から9.6%と、急激に上昇している。

既往歴　4年前に脳梗塞を発症しているが麻痺などの後遺症はなく、日常生活動作（activities of daily living；ADL）は自立している。

患者背景　性格は頑固で、プライドも高く、他者からの指摘に対して不快感を示すことが多い様子。喫煙は1日10本を32年間続けている。飲酒習慣はなし。妻との二人家族（子どもはなし）。運動習慣はなし。食事は1日3回とっているが、朝食、昼食は仕事が忙しいためコンビニエンスストアで購入することが多く、夕食は妻が準備したものを食べている。

処方薬　混合型インスリン製剤（ノボラピッド®30ミックス注フレックスペン®）、朝12単位-夕6単位、1日2回、朝・夕食前。メトホルミン塩酸塩（メトグルコ®錠500mg）、1回1錠、1日3回、朝・昼・夕食後。リナグリプチン（トラゼンタ®錠5mg）、1回1錠、1日1回、朝食後。内服薬はピルケース使用にて服用している。ただし多忙なため、仕事の合間に食事や薬の服用をしていることが多い。

カンファレンス

　血糖コントロール目的に紹介入院となっていますが、血糖コントロールの悪化に繋がるような原因がはっきりしておらず、本人は治療歴も長くきちんとできていると思っています。実際には、本人のインスリン自己注射手技が血糖コントロールに影響していると考えられます。しかし、本人の糖尿病療養に対する長年の経験やこだわりがあり、他者の意見を聞き入れること

がむずかしい性格のため、その接し方が難しく、どのように指導することで本人が納得して意見を受け入れてくれるのかが問題となっています。

医師
今回、血糖再コントロールで紹介入院となりました。経過からおそらく2型糖尿病と思われますが、GAD抗体も確認していきます。痩せ型であり、食生活に極端な乱れはなかったものと考えられますが、食事療法の遵守度や内因性インスリン分泌能を含め、血糖コントロール増悪の原因を探っていきます。

看護師
糖尿病歴は20年以上と長いですが、あまり病識はない感じです。食事について、夜は妻の調理、朝は自宅もしくは会社、昼は忙しく、購入したものを時間のあるときにとっているようです。薬もその時間に合わせていて、インスリン注射も同様です。食事以外の治療への妻のかかわりはとくになく、自分で行っています。「できている」との自負があるようで、妻や他者の意見には不快感を示すことが多いようです。

管理栄養士
初回の聞き取りでしたが、以前、食事のおもな調理者の妻と一緒に栄養指導を受けたことがあるようです。ただ、普段は「わかるから」とかかわることをいやがるので、妻は本人に任せているそうです。本人は「自分なりに考えて食事をしている」と話していますが、最近は栄養指導を受けたことはないそうです。

薬剤師
薬に関しては、自己管理で問題はない様子です。家族のかかわりはありません。インスリン製剤は混合型を朝・夕に注射しています。インスリン導入され10年ほど経つようで、「自分はベテラン」との話もしています。本人は大丈夫といっていますが、普段の注射の様子を一度確認させてもらうと、時間を経て自己流となっているのか、手技などがかなり基本から逸れているように感じます。少し再指導するのが望ましいのかもしれません。

急な血糖コントロール悪化の原因精査と再コントロールが入院の目的です。コントロール不良の原因は、仕事の影響による食事の変化も考えられますが、治療歴が長くなっていることによる思い込みや、注射手技の理解に問題が多いように感じます。ただ、長年、自分なりに療養してきたことへのこだわりや考えなどがありそうなので、対応を考慮しながら再指導を行っていきます。

実際のかかわり・ケア

■ 看護師による現状の生活状況の確認

　注射手技に問題があることは事前の情報よりはっきりしていますが、生活状況が把握できなければうまく指導へと結びつけることが難しいので、まずは現状を聞き取っていきます。インスリン注射はとくに食事の時間、食事にかける時間などが大きく影響するため、この部分の聞き取りが大切になります。

看護師
今回、血糖値が悪くなったことに何か思い当たることはありますか？ 食事や運動など、仕事が忙しいことが関係していませんか？

患者
とくにこれといって変わったことはないですけどね。もともと運動もしていないですから。食事は、3食は食べていますよ。夜は妻のつくったものですけど、昼は買って食べることが多いかな？ 仕事は、たしかに最近少し立て込んではいましたね。

看護師
仕事が忙しいようですけど、食事は決まった時間に食べることができていましたか？ 朝食は自宅か会社みたいですが、食べる時間はそのたびに違っていませんか？ 食事のバランスは気にかけていますか？

患者
朝と昼の食事は、時間をかけていられないから急いでとることが多いですね。朝は、早く自宅を出るときは、買って会社で食べます。会社で食べるといっても、違いは1時間くらいですかね。バランスはなんとなくですね。

看護師
それと、薬、インスリン注射ももう長くしていますけど、きちんとできていますか？ 注射の時間はいかがですか？

患者
インスリン注射は2回、朝と夜ですね。夜は家に帰ってからするのでほぼ同じ時間にしていますけど、朝は食事に合わせて家や職場でしています。ただ、時間があまりないので、いつも慌ただしいですね。

看護師
休日はきちんととれていますか？ 趣味などは何かありますか？

患者
休日はきちんととれていますよ。自宅でゆっくり過ごすことが多いかな。

■ **薬剤師による自己注射手技の確認**
　長年、インスリン注射を行っていると、はじめは基本に沿って行っていたことも、自分のやりやすいように変化していく場合が多くなります。「自己流となった手技が正しい」との思いも強く、単に間違いを指摘するのでは逆に拒否感が強くなり、正しい手技への修正が難しくなります。本人のやり方を認めつつ、より正しい手技へ修正できるようにかかわることが大切になります。まずは普段どおりの手技を行ってもらい、そこから指導を進めていくとよいでしょう。

薬剤師
インスリン注射の仕方について、最近、病院で確認したことはありますか？

患者
いや、とくにはないですね。

薬剤師
せっかく入院したので、インスリン注射の手技を確認させてもらってもよいですか？

患者
いまさら確認しなくてもよいですけど……。

薬剤師
＜実際のインスリン注射手技などの確認を行ったところ、「空打ちは適当に単位を合わせ、6単位で施行する」「単位合わせダイアルを勢いよく回し、多めに設定してそのまま注射しようとする」「注射後にすぐ針を抜いてしまう」「注射を終えた後に新しい針をつけて置いておく」という点がみられた＞注射の手際、よいですね。

患者
朝が忙しいから、ぱっと打てるようにしているのです。

薬剤師
空打ちや単位合わせなど、単位メモリをあまり見ていなかったようですが？

患者
空打ちはインスリンが出ることが確認できればよいし、普段の単位は握った感じでだいたいわかります。2単位とか3単位間違うと打とうとして握ったときの感じが違うし、そのあたりはベテランですから問題ないですよ。

薬剤師
注射はいつもどこにしていますか？ お腹ですか？ 毎回場所は変えていますか？

患者
お腹にしています。もちろん「毎回場所は変えて、同じ場所に打たない」というのは知っています。

薬剤師
お腹に硬いところがないか、注射している場所を見せてもらえますか？＜硬結の確認をしたところ、注射部位の硬結はみられなかった＞

　問題点を再確認し指導を行っていきますが、今回の問題の原因は、仕事によって食事時間が十分とれないなか、インスリン製剤を注射する手技が自己流へと変化していったことと考えられます。本人には「自分なりの考え」があるため、単純な間違いの指摘は逆に反発を招き、改善への意欲を失わせることに繋がります。そこで、今までの療養について努力していたことを称賛すると同時に、現在の方法では血糖コントロールをするには少し問題があることを理解してもらうことが大切だと考えます。

その後の経過

■ 注射手技の再指導の後

　はじめは「今までこうしてきたんだ」「打つ量はわかっているよ。単位が多かったら感覚が若干違うから」「もう3,000回以上も打っているインスリン注射のベテランなんだ」など、自分のやり方が正しいとの思いから、なかなか聞き入れない傾向にありました。しかし指導のパンフレットなどを活用し、本人の自己注射手技を肯定しながら、できるだけ基本に沿った方法が安定したコントロールへ繋がると説明することで、自己流となっていた手技の修正が不満げにもなされ、血糖コントロールの改善がみられました。

　当初、本人は「インスリン注射なんてずっとやってきたことだから、いまさら知らないことなんてない」「いろいろ忙しいから、そんないちいち細かいことはできないよ」と話していました。しかし血糖コントロールが改善するに従い「自分ではできているつもりだったけど、できていなかった」「基本は大切なんだね」「インスリン注射も毎日同じ時間にしたほうがよいのだね」と今までを振り返り、手技の修正を納得して行うことができるようになりました。

■ 今後の課題

　長年の自己注射の経験によって、自分のやりやすいように手技が変化していった結果が、今回の状況につながったと考えられます。長年行っている経験から「自分はできている」との強い思いもあり、本人も認め、修正することがなかなか難しい状況がつくられていたと考えられ

ます。退院して日常生活に戻ることでまた元に戻ることも考えられ、同じような状況を防ぐために、一定期間ごとに手技の再確認・指導を行っていくことが必要です。しかしやりすぎてしまうと、逆にそのときだけ正しい基本手技を行い、実際とは異なっている状況が起こるかもしれません。その人にとってのタイミングを見極めることが、今後の課題となってくると思われます。

ケアのポイント

　インスリン自己注射の手技が自己流になる理由を知るうえで、何が原因でそのようになっているのかを確認できるようなかかわりをすることが大切です。日常のなかに原因があるのか、現時点の一時的なことなのか、もしくは身体的な要因が関係しているのか……理由としてさまざまなことが考えられます。食事についても、インスリン注射との関連は強く、血糖コントロールをしていくうえで大きく影響しますので、聞き取りが大切になります。

　またインスリン自己注射導入後、長い時間が経過している場合には、注射手技の変化だけでなく、硬結が発生している可能性も高くなります。硬結が血糖コントロールに影響していることもあるので、併せて確認するとよいでしょう。

ファシリテーションのポイント

　この症例では、糖尿病歴、インスリン治療歴がともに長く、インスリン自己注射の手技が自己流となったことによって血糖コントロールの悪化が見られました。このような症例について情報を集める際のポイントを、以下に示します。
・糖尿病歴、治療歴が長い
・就労期の男性
・治療に対しての考え方
・治療の主体

　以上のように治療経過、状況の把握を中心に情報収集します。悪化した血糖コントロールの改善と維持が目標ですので、目標到達に必要となる情報を収集できるように話を進めていくとよいでしょう。

引用・参考文献
1) 日本糖尿病療養指導士認定機構編・著. "糖尿病患者の心理と行動". 糖尿病療養指導ガイドブック2019. 東京, メディカルレビュー社, 2019, 97-112.
2) 日本糖尿病療養指導士認定機構編・著. "療養指導の基本（患者教育）". 前掲書1). 113-37.
3) 日本糖尿病療養指導士認定機構編・著. "ライフステージ別の療養指導". 前掲書1). 139-61.

第3章 注射薬

4 低血糖を起こしているが、それに気づいておらず体重が増加している患者

株式会社九品寺ファーマせいら調剤薬局　廣田有紀（ひろた・ゆき）
医療法人ウェルネスサポートシステムとだか内科クリニック看護部　濱田ちふみ（はまだ・ちふみ）

患者紹介

Aさん：40歳代、女性。

身体状況　身長160cm、体重74.4kg、HbA1c 6.1%。

現病歴　10年前に1型糖尿病を発症した。2度の妊娠、出産を経ており、2度目は今から5年前に帝王切開で出産した。発症して病状も落ち着いたころの9年前は体重約55kgだったが、現在は約20kg増の約74kgで停滞している（図1）。

患者背景　飲酒あり、喫煙あり。

処方薬　血糖降下薬：超速効型インスリン製剤、1日3回、朝・昼・夕食前。持効型溶解インスリン製剤、1日1回、就寝前。

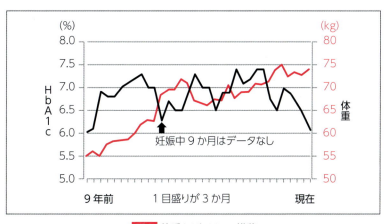

図1　体重とHbA1cの推移

🦠 カンファレンス

薬剤師
最近よく「（インスリン）注射が足りなくなった」と定期受診前に来ています。

毎回指示単位から次回受診日までの必要インスリン量を計算して、不足しないように確認して渡しているのですが……。話を聞くと、血糖コントロールはよいようです。

医師
AさんのHbA1cは6.1％で、とくにこの半年間は6％台を維持していてコントロールは悪くないです。ただし、体重は増えてきています。

薬剤師
ということは、いつも超速効型インスリン製剤のみが不足するというので、追加注射の回数が多いのではないでしょうか。注射手技についてはまだ確認できていませんが……。

看護師
最近は来院時に確認しても、穿刺針やセンサーは余っています。以前、1か月に100回以上も血糖自己測定（self monitoring of blood glucose；SMBG）をしていた時期は、体重や食事内容も安定していました。「仕事や子育てで忙しくなったためにSMBGはできていない」と話しています。

医師
SMBGはしていませんが、空腹と感じたときに間食しているようです。そのときにインスリン注射をしますから、注射回数が増えてしまいます。

看護師
Aさんははっきりいいませんが、最近は体重増加が気になっているようです。診察室で「どうすれば体重が減らせるか？」と質問していることもありました。

医師
血糖をコントロールする術は知っている患者なのですが、インスリン注射量と体重変化を何とか理解してもらって、体重管理と変動が少ない血糖コントロールの両立を今後の目標としたいです。

発症当初と妊娠中は1日に4～6回のSMBGを行い、カーボカウントを行っていた経験がありますが、徐々にその回数は減っていきました。血糖変動の自覚症状はあり、無自覚性低血糖の可能性は低いようですが、補食は低血糖対応が目的ではなく食行動の変容になってしまい、体重が増加の一途をたどっています。

実際のかかわり・ケア

■ **体重コントロールの意識**
体重増加の原因、つまり食事・運動などの自己管理の変化を確認します。

看護師
2人の子育てに仕事もしているので、大変でしょう？ 今はどのような生活パターンになっていますか？

患者
下の子がまだ小さいので、朝・夕はバタバタしています。1日の生活パターンはさほど変わらないけど……食事は朝・昼・夕と食べていますよ。

看護師
忙しいですよね。ただ最近、体重が増えてきていますが、何か心当たりはありますか？

患者
確かに体重は増えています。気にはなっているのですが……うーん……運動はできていないかな。子どもと一緒におやつも食べているけど、このときは追加注射しています。血糖が上がらないように気にはしているけど……。食事は子どもが残したものをつい食べているので、それがプラスになっているのかも。

看護師
そういうことでしたか。何か自分でできそうなことはありますか？

患者
子どもの残した分を食べないことと、体重測定はできるかな。

看護師
体重測定はよいことですね。ところで、間食のときに注射すると、インスリンの総量が増えていませんか？

患者
あまり気にしていなかったけど、言われてみればたしかに増えていますね。

薬剤師
最近、体重の変化はありますか？ 半年前と比べるとどうですか？

患者
そうですね、1か月前とは変わらなかったですね。半年前からは増えているかも。増えつづけているかな。

薬剤師
増えているのですね。そういえば、間食で追加注射するといっていましたね。毎日ですか？

患者
子どもと一緒に食べることもあるし、職場でおやつタイムもあるので、そのたびに注射しています。食べると血糖が上がるので、かならず注射します。

薬剤師
なるほど。血糖値を気にかけているのはよいですね。

　問題点を「自覚できている体重増加」に焦点を絞って聞き取っています。患者自身を気づきへと誘導するためにも、具体的な生活パターンの変化や食行動、作業や運動量の変化をあきらかにし、いまだ気がついていない低血糖症状や食行動の変化について分析を進めます。

■ **インスリン頻回注射の確認**
　注射回数と注射手技、さらに低血糖の有無を確認します。

看護師
インスリンの注射回数が増えているといっていましたが、低血糖の症状についてはどうですか？

患者
お腹が空いたなって思うことはあります。

看護師
いつごろですか？ 決まった時間帯ですか？

患者
そうですね、夕方が多いです。仕事をしていると補食ができないし、昼食からの時間も長くなるし。震えとかはないけれど、低血糖かなと思います。ただ、子どもとおやつを食べた後もお腹が空いて食べてしまいます。

看護師
何か症状があるときに、血糖自己測定をして確認していますか？

患者
バタバタしているので、つい測らずに食べてしまうけど……。お腹が空いたときには食べればよいし、でも血糖は上がりすぎないように考えているつもりです。

看護師
血糖の変化は気になっているとのことですので、それは確認する必要がありま

すね。低血糖なら補食の目安になりますし。最近のHbA1cは下がっているので、以前よりあきらかに血糖が下がり気味になっているのだと思いますよ。

患者
そうですね。自分の勘が正しいのか、実際の血糖がどのくらいか見ておいたほうがよいですよね……。

看護師
それと、一日のなかのどの時間帯に低血糖が起こっているのかも気になりますね。以前にカーボカウントをしながら血糖と食事量を調節していた経験もあるので、もう一度、その経験も活かしたいですよね。

患者
今は血糖を測らずに、食べるときにはインスリンを打っています……。だけど、血糖値はよくてもだんだん体重が増えるのは気になっています。インスリンを使う量が増えると、薬代も増えてしまうし……。

薬剤師
ブドウ糖を使うことはありますか？ 最近はお渡ししていないようですが？

患者
使っていないです。「おかしいかな？」と思ったら補食しているので。

薬剤師
補食しているのですね。どんなときにおかしいと感じますか？

患者
夕方くらいですかね。仕事が終わって、帰宅して夕食を準備するときかなぁ。

薬剤師
なるほど……ちなみに、注射する場所は変えていますか？

患者
注射する場所ですか？

薬剤師
癖で同じところに注射してしまうときと、意識して変えたときでは、注射の吸収速度や作用の強さが変わることもあります。そのときは血糖も変動してしまいますね。

患者
以前に「注射をする場所は毎回変えたほうがよい」と指導を受けました。それでお腹の右と左、交互に注射することで場所は変えているつもりです。

血糖値	反応系	自覚症状	他覚症状
70mg/dL	自律神経症状	不安、神経質、動悸	発汗、蒼白、低体温、頻脈、振戦、瞳孔散大
50mg/dL	中枢神経症状	頭痛、かすみ目、一過性複視、異常知覚、空腹感、悪心、倦怠感、眠気、被刺激性、眩暈	錯乱、興奮、せん妄、奇異行動、発語困難、意識障害
30mg/dL			昏睡、痙攣

図2 低血糖症状（文献1～3より引用改変）

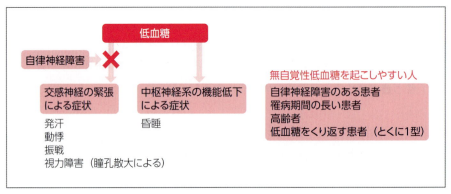

図3 無自覚性低血糖（文献1、4より引用改変）

　患者はあきらかな低血糖症状はなくても空腹感の自覚はあり、夕食前の時間帯に間食をしていました。カーボカウントの経験から、「食べる＋インスリン注射」が習慣になっており、血糖低下のサインによる食行動に対してインスリン注射を実施することが、さらに空腹感を誘発しているおそれがあります。低血糖には絶対値が下がって生じる症状（図2）がありますが、無自覚性低血糖（図3）とは異なり、急速な血糖変動により空腹感や無意識の過食を生じることもあります。1型糖尿病の場合は、食事に対する恐怖感があったり、うつ症状が原因で食行動が変化したりしますので、患者心理も含めた幅広い情報収集が重要になります。また注射手技に関しても、血糖変動の原因になりやすいことを踏まえて、再指導と確認が必要です。

その後の経過

■ 低血糖があるかどうかをはっきりさせる

　HbA1c値が良好であっても、血糖日内変動が大きく、高血糖や低血糖をくり返しているケースがあります。そのため日常生活における血糖変動を知ったうえで、血糖値に応じてインス

リンや食事の量などを調節する必要があります。

　Aさんでは、まず低血糖が実際に起こっているのかを把握しなければなりません。そのためには、最近ほとんど実施していなかったSMBGを再開してみることから始めたいところです。無自覚性低血糖も含めて検討したい場合は、夜間や就寝中の血糖測定をする必要がありますが、SMBGだけでは測定点以外でどのような変動をしているか不明です。無自覚性低血糖の有無、血糖値の上昇・下降速度などを正確に把握するために持続血糖モニター（continuous glucose monitoring；CGM）[5, 6] や、フラッシュグルコースモニタリング（flash glucose monitoring；FGM）[7] の利用も考えたいです。あきらかな低血糖症状はもちろんですが、「空腹感があって間食してしまう」「食べないと力が出ない」などの隠れ低血糖様症状の究明にも繋がるでしょう。

■ 食事・運動・薬物療法の理解を深め体重管理と治療継続をする

　患者は妊娠中に、母児合併症を予防するためにも厳格な血糖管理を行っていました。そのため血糖コントロール目標を達成することにとらわれてきたと考えられます。インスリン感受性を良好に保ち、種々の合併症を予防するためには、血糖コントロールだけではなく体重管理を行うことも重要です。また、体内のインスリン量が増えることで生じる変化を理解し、食事量を見直して運動も取り入れることで、必要インスリン量をコントロールできることが理想です。結果的にインスリン使用量を減らすことも可能になり、体重コントロールのみならず、医療費の負担減にも繋がります。

💊 ケアのポイント

■ 看護師の視点

　今回のように患者自身が困っていないときの問題点の抽出は、患者の自主的な発言がないこともあって困難です。まず患者と医療者の問題意識が一致するように、傾聴しながら行動や習慣の変化をあきらかにすることが必要です。体重増加の原因は、嗜好による食べすぎや運動不足だけでなく、低血糖や血糖変動が原因の食欲増進も関与していることに、今回気づきました。最近は高齢糖尿病患者が増加しており、インスリン注射やスルホニル尿素（SU）薬内服による無自覚性低血糖も念頭においた管理が大切です。インスリン使用患者の体重増加に対応する際は、低血糖症状や食行動変化について注意深く情報を収集することが重要です。

■ 薬剤師の視点

　薬剤師が行う薬学管理では、残薬の確認は必須です。インスリン注射をしている人、とくに絶対的適応の人は、処方量でインスリンは不足していないかをまずは確認します。それが適当ではなかったときには「患者のインスリンの使用量は適当か」「注射忘れはないか」、さらには「追加で注射しすぎていないか」を疑って、聞き取りを行います。とくにインスリン注射歴が長くなっている人には、日頃からインスリン量の自己調節をどの程度行っているかを確認して

おくことも大切です。

■ 医師の視点

　今回はインスリン使用量の増加と体重増加が一致していたので、低血糖を起こしている可能性を想定した管理を考えました。血糖管理や適切な体重管理のためには、患者の生活や治療状況について、多職種間での情報共有が重要です。患者の日常生活や行動の変化を把握することが得意な看護師や、専門的な観点から薬学管理を実施している薬剤師とのコラボレーションは、患者管理に必要不可欠です。関係するスタッフ全員が同じ方向を向いていれば、きっと患者をよい気づきへと誘導できるはずです。

ファシリテーションのポイント

　本症例の場合は、注射をして食事をし、そして低血糖を感じると補食し、さらに追加注射をした結果として体重の増加をきたしています。インスリン注射療法を実施している患者にかかわる医療者は、低血糖（無自覚性も含めて）を念頭においての聞き方や、症状が起こる状況の把握が重要です。その過程では、情報の共有や意思の統一が必要です。

引用・参考文献

1) 志伊真和ほか. "低血糖と重症低血糖". 糖尿病ケア2013年秋季増刊：図解でくらべる→わかる! 糖尿病の病態・治療・ケア. 清野弘明編. 大阪, メディカ出版, 2013, 76-82.
2) Davidson, JK. al. "Insulin therapy". Clinical Diabetes Mellitus：A Problem Oriented Approach. 3rd ed. NY, Thieme Medical Pub, 2000, 329-403.
3) Amiel, SA. "Introgenic hypoglycemia". Joslin's Diabetes Mellitus. 14th ed. Kahn, CR. et al. eds. Philadelphia, Lippincott Williams & Wilkins. 2005, 671-86.
4) 松岡孝. 糖尿病性神経障害. 看護技術. 43(2), 1997, 36-9.
5) ガーディアンコネクト製品情報. (https://www.medtronic.com/jp-ja/healthcare-professionals/products/diabetes_hcp_products_japan/guardian-connect_japan_diabetes/guardian-connect-product-detail.html). 2019年6月閲覧.
6) Dexcom G4TM PLATINUMシステム製品情報. (https://www.terumo.co.jp/medical/equipment/me386.html). 2019年6月閲覧.
7) FreeStyleリブレ パンフレット. 8p. (http://myfreestyle.jp/assets/documents/freestyle-libre/Libre_product_brochure_170901.pdf). 2019年6月閲覧.

第3章 注射薬

5 血糖コントロール改善目的でインスリンポンプを導入したが改善されない患者

大和調剤センター代表取締役社長　**森 貴幸**（もり・たかゆき）

患者紹介

Aさん：33歳、女性。

身体状況　身長156cm、体重47kg、BMI 19.3kg/m^2、AST 20U/L、ALT 13U/L、γ-GT 12U/L、HDLコレステロール65mg/dL、LDLコレステロール100mg/dL、中性脂肪57mg/dL、血清尿素窒素（BUN）18.3mg/dL、クレアチニン（Cre）0.62mg/dL、尿酸（UA）4.9mg/dL、ナトリウム（Na）140mEq/L、クロール（Cl）104mEq/L、カリウム（K）4.4mEq/L、eGFR 88.7mL/min/1.73m^2。

現病歴　15歳（高校1年生）のときに1型糖尿病を発症した。発症当初に入院をして注射手技、血糖自己測定を行っていた。1年前に結婚したが、ここ最近HbA1cが8.6％以下に低下したことがなく、妊娠希望があり外来受診で持続皮下インスリン注入（continuous subcutaneous insulin infusion；CSII）療法を行うことになった。合併症・既往症：とくになし。検査項目で異常があるのはHbA1cと随時血糖値である。

患者背景　1年前に結婚し、妊娠希望がある。

処方薬　血糖降下薬：超速効型インスリン製剤、1日3回、朝・昼・夕食前。持効型溶解インスリン製剤、1日1回、就寝前。

はじめに

■インスリンポンプを使用するとき

1型糖尿病や強化インスリン療法を行っている2型糖尿病の患者にインスリンポンプを用いた持続皮下インスリン注入（continuous subcutaneous insulin infusion；CSII）療法が、2012年度診療報酬改定で保険点数が見直され、使用されるようになってきました。しかしまだ成人での導入は費用が高額であることなどから、よい治療法だとしてもなかなか手を出せない患者も多くいます。一方で、小児1型糖尿病では多くの患者が使用しています。小児難病の公費が使えるあいだはポンプを使用して、成人になると公費が使えなくなるためポンプから自己注射に変更する患者が多くいます。

■ インスリンポンプにかかわる日本での歴史

　インスリンポンプは、近年大きな進化を遂げてきました。最近使用されているインスリンポンプは日本メドトロニックの「パラダイムインスリンポンプ」「ミニメド620Gシステム」「ミニメド640Gシステム」と、トップの「トップ シリンジポンプ TOP-8200」で、テルモの「メディセーフウィズ」も製造販売承認を取得しています（2019年6月現在未発売）（表1）。

　そして持続血糖モニター（continuous glucose monitoring；CGM）、フラッシュグルコースモニタリング（flash glucose monitoring；FGM）システム、インスリンポンプに「パーソナルCGM」を搭載したセンサー付きポンプ（sensor augmented pump；SAP）療法も、インスリンポンプと同様に進化してきています。CGMは日本メドトロニックの「CGM-sGOLD」「iPro2」「メドトロニック ガーディアン コネクト」、テルモの「Dexcom G4™」が発売されており、FGMはアボットジャパンの「FreeStyle リブレ」「FreeStyle リブレ Pro」が発売されています（表2）。SAPは日本メドトロニックの「ミニメド620Gシステム」「ミニメド640Gシステム」で、CGMとインスリンポンプが連動することによって血糖値を見られるようになりました。

表1 インスリンポンプ一覧（各社ホームページを参考に筆者作成）

	パラダイムインスリンポンプ722	ミニメド620Gシステム	ミニメド640Gシステム	トップ シリンジポンプ TOP-8200	メディセーフウィズ
発売メーカー	日本メドトロニック			トップ	テルモ
発売日		2014年4月	2018年3月	2012年9月	未定
機能	本体による操作				操作リモコン別
備考1		CGMと連動			
備考2			スマートガードあり		
リザーバー容量	3mL			2mL	
基礎レート	0.05U/h	0.025U/h		0.05U/h	
ボーラス注入単位	0.1U				
電池	単4型アルカリ乾電池1本	単3型乾電池1本		単4型アルカリ乾電池1本	単4型乾電池2本

表2 FGM・CGM一覧（各社ホームページを参考に筆者作成）

	FreeStyle リブレ	FreeStyle リブレPro	メドトロニック ガーディアン コネクト	iPro2	Dexcom G4™
発売メーカー	アボットジャパン		日本メドトロニック		テルモ
発売日	2017年1月	2016年12月	2015年2月	2012年4月	2019年2月
血糖値補正	不要	不要	必要	必要	必要
血糖補正間隔	不要	不要	12時間以内	12時間以内	12時間以内
データ取り込み	8時間以内	—	10時間以内（機内モード）	—	—
センサー有効期間	14日間	14日間	6日間	6日間	7日間
グルコース値表示間隔	15分	15分	5分	5分	5分
グルコース測定間隔	1分	1分	1分	1分	5分
CGM	○FGM		○	○	○
センサー名	FreeStyle リブレ センサー	FreeStyle リブレプロ センサー	エンライトセンサ		Dexcom G4™ PLATINUM センサー
有効期間					6か月間 再利用可
測定部位	上腕外側	上腕外側	腹部、上臀部		腹部（2歳以上）、上臀部（2〜17歳）

実際のかかわり・ケア〜インスリンポンプの導入

■ **ある日の診察時：HbA1c 8.7％、空腹時血糖値189mg/dL**

患者
先生、インスリン注射をまじめに注射しているのにHbA1cが下がってこないのは、自分のせいだと思うけど、夫のためにも子どもがほしいので、なんとかよくしたいです。インスリン注射以外にもできることをやってみたいのです。

医師
インスリンは忘れずに注射してくれているけどHbA1cが下がってこないのは、いろいろな原因があると思うけど、いくつかできることをやってみましょう。

患者
薬を飲むのですか？ 妊娠したいので不安です。

医師
薬ではなく、インスリンポンプ療法をやってみましょう。

患者
HbA1cが下がるのなら。

看護師
ポンプの導入は入院でも外来でもできるので、どちらでもよいですよ。

医師
とりあえずパンフレットを見て、簡単にポンプの特徴を看護師から聞いて、どの機種にするか考えてみてください。

　インスリンポンプは、多くの病院では入院で導入しますが、クリニックでは外来で導入しています。なお2019年4月現在、日本では3社よりインスリンポンプが発売されており、そのなかから患者に合ったポンプを選択する必要があります。しかし、多くの施設が1機種のみの採用です。
　日本での最新型である日本メドトロニック「ミニメド 640Gシステム」を選択するとSAP療法ができます。「ミニメド 640Gシステム」は、スマートガードテクノロジーを使って、センサグルコース値が事前に設定した下限値に近づくと基礎インスリンを一時停止し、センサグルコース値が回復すると自動的に再開する機能を備えています。しかし患者負担の面から困難な場合は、ポンプと連動はしませんが、FGMを用いることでほかのインスリンポンプを使用することができるようになります。

■ 療養相談中

患者
機械操作が苦手だけどできるでしょうか。

看護師
スマートフォンが使えれば問題ありません。60歳代の人だって導入しているから大丈夫ですよ。

患者
思ったより小さいけど、どこに付けておけばよいですか？

看護師
お風呂に入るとき以外は付けていないといけませんね。

患者
これを付けると、かならずHbA1cが下がるかなぁ。

看護師
次回、ポンプを用意して待っていますね。

　インスリンポンプはリースでの使用がほとんどです。そのため医療機関とリース会社が契約を結んでから使用する機械が納品されるので、「やりたい＝当日使用開始」とはなりません。そして、「インスリンポンプを使用したからといって、HbA1cがかならず下がるわけではない。低血糖がなくなるわけではない」ということを、使用する前に患者に伝えておくことが必要だと思われます。「低血糖は増えてしまうこともある」ということも、説明してほしいことです。

■ ポンプ導入受診時：HbA1c 8.8％、空腹時血糖値187mg/dL

患者
ワクワクとドキドキがあって複雑な感じです。

医師
いろいろな機能があるので、少しずつやることを増やしていきましょうね。

患者
インターネットで調べたらいろいろな機能があるみたいだけど、使いこなせるでしょうか？

看護師
まずは装着方法と機械の操作方法をマスターしましょう！

医師
不安な部分もあると思いますが、チャレンジしてみましょう。

患者
困ったことがあったらどうすればよいですか？

看護師
平日の昼間ならクリニックに連絡してもらえればよいです。夜間や休日だと、ポンプの会社の相談窓口に電話すればトラブルは解決できるので、安心してくださいね。

医師
それでもトラブルでポンプが使用できなくなったときは、ポンプ使用前に行っていたインスリン自己注射に戻してもらえれば大丈夫です。

操作について覚える作業は、ポンプへのインスリンセットと、穿刺と、追加分泌分（後回しにしてインスリン自己注射と併用する場合があります）です。操作は慣れの部分があり、時間がかかるかもしれません。諦めずに続けることで解決できると思われます。

■ ポンプ導入して帰宅前

患者
これで普段の注射から解放されるので、インスリンを持ち歩かなくてすみますね。

医師
いいえ、ポンプが使用できなくなったときに注射に変更しなければならないので、出先にも予備のインスリンを持っていかないと。

看護師
インスリンがなくなったり、電池の容量がなくなったりしてポンプが機能しなくなることもあるので、今まで使用していたインスリンは持ち歩くようにしてくださいね。

　電池切れ、インスリン切れ、カニューレ閉塞などの原因で、インスリンポンプが使用できない状態に陥ることもあります。そんなときに命を繋ぐためにも、今まで使用していたインスリンを持ち歩くことは大切です。強化インスリン療法を行っている人の場合、持ち歩くインスリンが超速効型インスリン製剤だけだと、災害が起こるなどして帰宅困難になったときに高血糖に陥る可能性が高まります。指導の際は、かならず持効型溶解インスリンなど基礎分泌を造るインスリンを持ち歩くことが大切であることを説明してください。

💊 カンファレンス

医師
先日インスリンポンプを導入したAさんの情報を共有しましょう。

看護師
導入前の説明時は不安な部分が見えていました。インスリンポンプ導入時は不安と希望が混在している感じでした。

医師
夜間の対応やトラブル時などの連絡先を教えていますか？

看護師
昼間の時間帯は自施設で、夜間帯などはポンプメーカーのサポートラインを伝えました。「不安なことがあれば連絡してください」とも伝えました。

医師
低血糖が起こらないことが大切だね。

看護師
低血糖のパンフレットを渡して、再度、低血糖時の対応について確認しました。

管理栄養士
インスリンポンプを導入して落ち着いてきたところで、栄養指導に入ってみます。基礎カーボカウントから話してみます。

医師
血糖をコントロールすることは、妊娠希望からすると大切です。血糖コントロールが改善してくると低血糖の頻度が増すこともあるので、いずれSAP療法を導入できればと思います。

看護師
Aさんは妊娠を希望しています。目標としてHbA1cはどのくらいにしますか？

医師
HbA1cを7％未満にしましょう。慌てずに下げていきたいと思いますが、本人のモチベーションによっても大きく変わりますので、適切なサポートをお願いします。

　1型糖尿病だけではなく、糖尿病全般で妊娠を希望する人は計画妊娠を心がける必要があります。妊娠を希望する場合に目標となるHbA1cは、妊娠を希望する前と比べ低くなっています。妊娠と糖尿病が関係する状態としては糖尿病合併妊娠、妊娠糖尿病などがあります。Aさんはすでに糖尿病があるため、妊娠すると糖尿病合併妊娠となります。さらに妊娠中の管理目標はより厳しく、「空腹時血糖値70～100mg/dL」「食後2時間血糖値120mg/dL」「HbA1c 6.2％未満」「グリコアルブミン15.8％未満」となります。血糖管理が難しい場合は血糖変動の均一化や低血糖の予防・対策を重点的に行って、目標値に近づけることが必要です。

実際のかかわり・ケア ～インスリンポンプを使用して

■ **ポンプ導入後1か月後の受診時：HbA1c 8.5％、空腹時血糖値213mg/dL**

医師
ポンプを使ってみて困ったことはありませんでしたか？

患者
思ったより低血糖がなかったです。というよりも血糖値が高かったです。

医師
基礎インスリンが少し足りなかったかな。今の基礎インスリンを増やすので、設定を変えましょう。設定の変更方法は覚えていますか？

看護師
指示をもらったら、一緒にやってみましょう。

　インスリンポンプを導入するとき、基礎インスリンなどは自己注射のインスリンから計算して、基礎インスリン部分と追加インスリン部分に分けていきます。基礎インスリンが不足していると空腹時の血糖値が高くなっていきます。ただし、朝の高血糖はソモジー効果か暁現象かを見極める必要があります。また追加分泌が不足することでも高血糖になります。食後の血糖値と食前血糖値などのデータがあると判断しやすくなります。

■ ポンプ導入後3か月後の受診時：HbA1c 8.2％、空腹時血糖値135mg/dL

医師
低血糖症状は出ていますか？ 出ているとすると、どんなタイミングで起こっていますか？

患者
ときどき低血糖はあります。昼食を軽くすませたときに起こっているかも。

医師
もしかすると、食べている炭水化物の量とインスリン量が合わないことで起こっているのかもしれません。

患者
インスリン量を減らしてはいたけど、それでも多かったってことなのですね。

医師
ポンプを始めて3か月経つけど、次にカーボカウントをやってみましょう。

患者
カーボカウントをやっている知り合いから聞いていましたが、カーボカウントは大変そうで自信がないです。

医師
慣れれば簡単にカウントできるようになるし、カーボカウントをすると必要なだけインスリンを打てるようになって、血糖コントロールの目標を達成しやすくなると思いますよ。管理栄養士の栄養相談を受けてみてください。

管理栄養士
カーボカウントには基礎カーボカウントと応用カーボカウントがあります。まずは基礎カーボカウントから始めてみましょう。

糖尿病は、血糖値を下げるホルモンであるインスリンがうまくはたらかなくなったり、インスリンが分泌されにくくなったりすることで起こる、血糖値が高くなる病気です。良好な血糖コントロールを目的に、食事などに含まれる炭水化物量を把握することを「カーボカウント」といいます。カーボカウントには、基礎カーボカウントと応用カーボカウントがあります。

基礎カーボカウントでは、食品とそのなかに含まれる栄養素や食後の血糖値に影響を及ぼす関係を学びます。糖質はエネルギー源となる主要な栄養素の一つであり、極端な糖質制限をするための方法ではありません。

応用カーボカウントは、強化インスリン療法とCSIIを行っている人が適応となります。食事中の糖質量と速効型・超速効型インスリン製剤の投与量をマッチさせていく方法です。応用カーボカウントをマスターすると、食事ごとに糖質量に合った量の追加インスリンを打つことができるので、比較的自由な食生活と良好な血糖コントロールを両立させることができます。

■ ポンプ導入後半年後の受診時：HbA1c 8.3％、空腹時血糖値98mg/dL

医師
インスリンポンプを始めて半年、カーボカウントを始めて3か月経ちますが、低血糖はどうなりましたか？

患者
ポンプは不安でしたが大きなトラブルもなく、注射するわずらわしさがなくなってよかったです。でもその半面、機械操作を忘れて注入できていなかったこともあって、血糖値はあまり変わっていない感じです。カーボカウントを始めてからは、どんなものを食べると血糖値が上がるのか、考えるようになってきました。

医師
徐々に慣れていけばよいと思いますが、ポンプを導入した目的を達成することを考えると、なにかもう一つ取り組みたいですね。

看護師
たとえば、低血糖はポンプにしてから増えましたか？

患者
増えたと思います。

医師
低血糖の対応は大丈夫ですか？

看護師
糖質の入っているものをとるとよいのは知っていますよね。単純糖質だけだとまた下がることあるので、次の食事まで時間があるときは、少しビスケットを食べるなどして対応するとよいと思います。

■ ポンプ導入後半年後に薬局にて（服薬指導の一部）

患者
今日は先生と低血糖について話してきました。

薬剤師
最近低血糖は起こっていますか？

患者
午前と午後だと、午後のほうが多いかも。寝る前も低いときがあります。

薬剤師
午後に低血糖を起こすときって、午前中に何かしていましたか？

患者
知人と買い物に出かけて歩いたときやテニスしたときなど、体を動かした後かもしれません。

薬剤師
そうですね、体を使うとブドウ糖が使われてその場の血糖値を下げることで、低血糖を起こします。運動した日の午後、とくに夜間帯に起こる低血糖は、肝臓でのグリコーゲン合成が促進されて、流れているブドウ糖が使われているために起こると考えられます。

患者
その低血糖はどうすれば防げるのですか？ 低血糖って起こさないほうがよいのでしょう？

薬剤師
運動するときは、バナナなどを食べてから運動することにしてはどうですか？ そして運動後の食事は糖質量を増やすか、打つインスリン量を減らすことで対応してみてはいかがでしょうか？

患者
そうして低血糖を防ぐことで、血糖値も安定するでしょうか？

薬剤師
やってみる価値はあります。その結果を、次回、先生にも伝えてください。

患者
ありがとうございます。

　血糖降下薬、とくにスルホニル尿素（SU）薬服用患者とインスリン使用患者は、低血糖出現の可能性が高くなります。低血糖が起こった場合はがまんせずに対処することが大切です。くり返し起こす低血糖は、無自覚性低血糖をひき起こす原因の一つになります。

　低血糖への対処方法は、患者によって違う場合があります。α-グルコシダーゼ阻害薬（α-GI）含有薬を服用している場合は、一時対応としてブドウ糖を摂取しなければなりません。一度血糖値が上がっても、単純糖質だけではまた下がってしまうおそれがあるので、再度低下するのを防ぐには、ビスケットなど固形物の補食をとる必要があります。

　低血糖の防止も大切です。運動することで低血糖が起こるのであれば、前もって補食しておくことも重要です。そして運動後に起こる低血糖は、インスリン効果値が上がりインスリンが効きやすい状態になっていることによって起こると思われます。グリコーゲン合成促進も合わさって、低血糖を夜間に起こすことが知られています。夕食時の糖質量を増やしておくなど、患者の状況に合わせた療養指導が必要だと思われます。

■ **薬剤師のかかわり・ケア**

　薬剤師として、患者にとって安全に治療効果が発揮され、副作用が起こらないようにするために、どのように考えるかが大切です。糖尿病患者はいろいろな側面から影響を受けて今の治療実態があると思います。患者とともに考えて解決方法を一緒に探るなどしていくことで、より患者に合った療養相談ができると考えます。一方通行の話では、患者の行動を変えることはできません。

🍀 その後の経過

　1年経過してHbA1cが7.5％以下になり、無事妊娠出産して、現在はインスリンポンプをやめ自己注射に戻っています。「第2子を考える際はまたポンプをやろうとは思うけど、今は子育てに追われて楽しい毎日です。ポンプをやめた理由は経済的な問題と、『ポンプと皮下を繋ぐチューブが子どもに絡まないか』とか『抜けたりしないか』とか考えるのがいやで」とのことでした。

ケアのポイント

インスリン自己注射は患者の生活の質（quality of life；QOL）を下げる大きな要因です。ポンプを導入することでQOLが上がる患者もいれば、下がる患者もいます。そのため、患者がどのような治療を選択できるか提案し、できることをサポートしていければと思います。

SAP療法を行うことで人工膵島に近づきます。そしてインスリンアナログ製剤の進化によって、より早く効果が出るインスリンによって、SAP療法はますます進化することが予想できます。患者に未来が見える情報提供をしていくことも、QOLを上げることに繋がると考えます。

ファシリテーションのポイント

薬剤師が取り組むことは、機器の操作方法を理解して実際に操作できることと、低血糖についてとくに自覚していない低血糖を患者の言葉から拾い上げて気づかせてあげることです。患者と一緒に考えることが、薬剤師の果たすべき役割の一つです。

糖尿病患者はいろいろなところで制限を受けています。たとえば、食事、間食、嗜好品などが、本人の考えとは違う可能性があります。そして内服薬を飲んだり、注射をしたりとさまざまなことをしています。「少しでも楽な方法（たとえば、内服薬の用法を変更して服用回数を減らす、インスリン自己注射をポンプに変更するなど）を選びたい」という気持ちを抱くことは当たり前だと思います。そのような複雑な思いを抱える患者のケアにおいて薬剤師の果たすべき役割は重要であると考えます。療養相談のなかで、少しでも患者の気持ちをくんで、医師へ問い合わせをしたりすることはとても大切なことです。

インスリンポンプは決して万能ではありません。ポンプ（CSII）を導入すればかならず血糖コントロールができるわけではないのです。毎回自己注射するわずらわしさからは解放されますが、費用の面や、トラブルがあったりしたときの対応をどうするかなど、ポンプにはポンプの問題があります。

引用・参考文献
1) 日本糖尿病学会編・著. カーボカウントの手びき. 東京, 文光堂, 2017, 56p.
2) 日本糖尿病学会編・著. 医療者のためのカーボカウント指導テキスト. 東京, 文光堂, 2017, 64p.
3) 日本糖尿病学会編・著. 糖尿病食事療法のための食品交換表. 第7版. 東京, 文光堂, 2013, 132p.
4) 日本くすりと糖尿病学会編. 糖尿病の薬学管理必携：糖尿病薬物療法認定薬剤師ガイドブック. 東京, じほう, 2017, 412p.
5) 日本くすりと糖尿病学会編. 薬剤師のための糖尿病療養指導ガイド. 東京, じほう, 2012, 320p.
6) 副作用早期発見プラクティカルガイド. 調剤と情報2019年1月臨時増刊号. 東京, じほう, 2019, 200p.
7) 日本薬剤師会・日本くすりと糖尿病学会編. 薬剤師による糖尿病対策ガイド. 東京, じほう, 2018, 116p.

第 3 章　注射薬

6　血糖自己測定値の虚偽が疑われる患者

鶴岡市立荘内病院診療部薬局副薬局長　**鎌田敬志**（かまだ・たかし）

Aさん：58歳、女性。

身体状況　身長145cm、体重40kg、BMI 19.0kg/m²、血圧110/44mmHg、HbA1c 9.4％、血糖値83mg/dL、血清アルブミン3.6g/dL、クレアチニン（Cre）1.3mg/dL、尿蛋白100mg/dL、eGFR 40mL/min/1.73m²。

現病歴　15年前に2型糖尿病と診断。合併症・併存症：糖尿病神経障害あり、糖尿病増殖前網膜症（光凝固療法済）で視力低下あり、糖尿病腎症（A2G3b、腎機能障害あり）、肝硬変の既往あり。待ち合い室にて無自覚性低血糖を起こしていることがある。軽度知的障害あり。

患者背景　夫、息子と3人で生活している。住居はアパートで、住民の声がうるさく寝不足。夫は持病を治療していることもあり喧嘩が多く、息子は頼りにならず、近隣に親戚・親類はいないため、家族の協力は得られない。低所得（生活保護受給中）。食事は本人と息子の分を調理し、夫は自分の食事はみずから準備して食べている。食事内容は偏っていて、量が少なく不安定。普段、買い物などに出かけるときは歩いている。食事療法（指示されている1日摂取量）：エネルギー1,200kcal、たんぱく質55g、脂質35g、塩分6g。指示されている運動療法：ウォーキング（有酸素運動）、ボクササイズ（レジスタンス運動・有酸素運動）。指示されている血糖測定：1日2回。

処方薬　血糖降下薬：インスリンデグルデク・インスリンアスパルト（ライゾデグ®配合注フレックスタッチ®）、朝20単位-夕20単位、1日2回、朝・夕食前。アルドース還元酵素阻害薬：エパルレスタット錠50mg、1回1錠、1日1回、朝食前。

🔴 カンファレンス

　治療に参加するという認識が乏しい患者です。一方で看護師や管理栄養士とのコミュニケーションはとれており、抵抗感が低い到達目標を立て、少しずつ達成感を体験しながら治療を進めています。

医師
糖尿病合併症の三次予防として、これからの悪化を防ぎたいと考えます。視力

は、眼科でレーザー照射を行い回復したものの、腎機能が少しずつ悪化しています。HbA1cが9％を超えており、高い状態が長く続いています。血糖を実際に測っていないにもかかわらず、血糖測定記録に嘘を書くため、こちらが血糖コントロールをよくしようと思っても、インスリン注射の単位数の適切な指示が出せません。インスリン注射の指示単位数を増やすと、重症低血糖が怖いし……。

薬剤師

血糖自己測定（SMBG）の回数が少ない理由は何でしょうね。使用している血糖測定器が扱いにくいのか、穿刺時に痛みを伴うためか、検査紙がつかめず装填できないのか、穿刺の深さ表示の数字が見えないのか、測定器の採血部位が見えないのか、それとも……。何か生活のなかでできない理由があるのかなぁ。それに、低血糖が現れるのは食事量が少ないのか、インスリン注射の投与量が多いのか……重症低血糖は防ぎたいですね。

看護師

自宅での状況を診察前に聴くと、「食事をとってから運動をしているし、インスリン注射もできているので、うまく治療ができている」と話します。夫と喧嘩が続いているため話ができず、息子にも母の病気を理解してもらえていません。近くに親戚・親類は住んでいないため、キーパーソンが見つからない状態です。あと、自宅で低血糖を発症しても気づいていない可能性があります。フットケアをとおして、健康状態や日常生活の状況を確認していきます。

管理栄養士

外来栄養指導では塩分を控えるように指導しており、エネルギー摂取量を決めています。Aさんは、日常の食事量は指示エネルギー摂取量よりも少ないですが、バランスが悪くて。自宅での食事内容を聞くと、野菜で満腹感が出るため炭水化物の摂取量が少なくなっているようです。さらに、たんぱく質と脂質がとれていないし、「間食を食べていない」というけれど食事前の血糖は高値になっているし……。それに油を摂取することに罪悪感のようなものがあって、油の摂取は極力少なくしていました。ですから、バランスのよい食事について指導しているところです。

　Aさんは15年前に体調不良で入院した際に糖尿病の診断を受けました。入院前の食事内容には大きな偏りがあり、入院時の指示エネルギー摂取量より少ない食事量でした。野菜中心の食事を心がけているものの、野菜の量が多すぎて炭水化物が少ない状態だったのです。間食もとっており、食事量が少ない要因にもなっていました。

糖尿病網膜症が進行していたため、眼科で光凝固療法を受け文字が判別できるまで回復しましたが、細かい作業には苦労しており、インスリン注入器への注射針の取りつけ、血糖自己測定器での採血に時間を要します。インスリン注射による治療を行っていますが、重症低血糖の回数が多いため無自覚性低血糖を発症しています。

　血糖自己測定値の記録紙は乱高下のない血糖値で埋めるように記載してあり、低血糖や高血糖の数値はみられません。しかし受診時に静脈血の採血をすると血糖値、HbA1cなどの検査結果は悪化しており、記録紙には偽りの血糖値が書かれていると推察されます。患者は記録紙と検査結果の乖離を見ても気にしていませんし、偽りを書いたという悪気もみられません。

実際のかかわり・ケア

■ 血糖値の偽りと患者が考える理想の血糖値

看護師
（今日の採血結果とAさんの血糖記録との乖離が大きいな……）体調はいかがですか？　血糖記録と検査のデータとにいくらか違いがみられますが……。

患者
違いですか？

薬剤師
血糖自己測定器が正しく作動しているか、現在の状態を調べたいと思います。ここに来るほかの人も、血糖記録と検査データに違いがみられるときは、念のため血糖測定器の点検をしています。次回診察時に、血糖自己測定器を持参してもらえますか？

患者
わかりました。忘れないように持ってきます。

看護師
今までに血糖値はどのくらいがよいか、聞いたことはありますか？

患者
ん〜、だいたいはわかるかな。

看護師
血糖値が上がると、どのくらい上が高血糖だと思いますか？

患者
250mg/dL以下くらいかな。

看護師
血糖値が下がると、どのくらい下が低血糖だと思いますか？

患者
70mg/dL以上くらいかな。

　診察時の検査値との乖離が大きいことで、患者の血糖記録が偽りであることが判明しました。しかし、測定していないことを指摘したり責めたりはしません。医療者側が本当の血糖値、実施日、実施時刻を知るための工夫が必要になります。今回は、診察時に自宅から持参した血糖自己測定器からデータ抽出を行い、印刷した紙面にて医師へ報告しました。実際の測定回数は月に平均15回程度で、2か月に1度ほど早朝に低血糖になり、ときどき朝食後に低血糖を起こすことがあるうえ、高血糖（500mg/dL程度）をきたしていることもありました。血糖記録紙と照らし合わせ、スタッフ間で共有して療養指導に活かします。

　また、血糖値は、低すぎても高すぎても体によくないことがわかっています。患者自身が理想とする血糖値の範囲を数値で尋ね、その回答を患者自身の血糖目標値として使用します。参考程度に偽って記録された血糖値が理想の血糖値内に入っているか、照らし合わせてみましょう。なお今回の症例では、患者自身が考える許容範囲内の血糖値が偽りの記録として書かれていました。

■ **低血糖対策**

　血糖自己測定器のデータを確認したところ、血糖値が低いことがときどきありました。心配なのは早朝の低血糖とインスリン注射後の低血糖であり、血糖値が50mg/dL以下に降下する日もある点です。低血糖症状を感じ、血糖測定をしたときに70mg/dL以下であった場合は、無自覚性低血糖に繋がらないように、かならず砂糖もしくはブドウ糖を補給するよう指導することが大切です。

管理栄養士
今日は朝食をとってから病院に来たのですか？ インスリン注射もできましたか？

患者
うん。今朝は食べてから来た。インスリン注射もできた。

看護師
栄養指導は疲れましたか？ 診察までもう少し時間かかります。顔が下向きになっていたけど、体調はどうですか？

患者
なんともない。このまま待っているよ。

看護師
今見ていたらうとうとした感じがありますが、低血糖かもしれないので、血糖を測ってみましょうか？

患者
うん、そうするかな。

看護師
血糖値は48mg/dLですよ。今、ブドウ糖と水を準備しますね。

患者
全然、低血糖症状がわからないです。ブドウ糖、飲むよ。

看護師
＜15分が経過した後＞もう一度、血糖値を測定します。94mg/dLまで戻りました。体調はいかがですか？

患者
変わりないよ。

看護師
「普段と何か違う」と感じることがあったらすぐに血糖測定して、70mg/dL以下であった場合は、かならず砂糖かブドウ糖を補給してくださいね。

患者
わかりました。

■**教育視点での指導**

　データ提示は個人差があるため、教育視点での指導を行う際には、看護師、管理栄養士が十分なデータ解析を行います。偽りの血糖記録と比較したりせず、血糖自己測定器から抽出したデータを患者に提示して、食事療法、運動療法、薬物療法の指導を行います。

看護師
この用紙は、点検した血糖測定器から出した血糖値です。血糖が低いところがありますが、この日の食事内容はわかりますか？

患者
この日は、いつもと変わらないと思いますが、あまりご飯やおかずが食べられなかったかもしれないです。

管理栄養士
低血糖を起こさないための血糖値を持続できるよう、バランスよく食べてほしいのですが……。とくに少し油を使ったおかずを取り入れてください。

患者
油は体によくないのでは？

管理栄養士
油も一緒にとることで、血糖値が安定するのです。炒め物などに油を使用して、とるようにしてください。

患者
わかりました。少し油を使った料理を食べるようにします。

看護師
野菜はほどほどにして、ご飯もしっかりとって、油を使った料理も食べて、運動してみましょう。重症低血糖を減らし、無自覚性低血糖を改善しましょうね。

■ **機器操作と採血**

　加齢とともに起こる視力低下、指や腕の可動域低下によって、デバイスを正しく扱えなくなる場合があります。また穿刺部位が同じになり、皮膚が肥厚して採血に支障が出ていないか確かめることも必要です。寒い日は血流が悪くなるので、採血前に掌や指を揉み、温かくして血流を改善しておくことも大切です。なお、外来での採血は看護師、臨床検査技師が行いますが、今回は薬剤師が採血を伴わない指導を実施しました。

薬剤師
最近、新聞や雑誌は読めていますか？

患者
普通の字は読めますけど、小さな字は読みにくいね。

薬剤師
穿刺はいつも指のどこにしているのですか？

患者
指先の刺しやすいところ。

薬剤師
指先に黒い点がありますが、同じ場所になっていないでしょうか？

患者
血はちゃんと出ているよ。

薬剤師
寒い日は指先が冷えるから、採血に苦労していませんか？

患者
寒い日は、血の出が悪いかも。

薬剤師
手を温めたり、手揉みをしたりしてから採血してくださいね。実際にどのように測定しているのか、実演してもらってもよいでしょうか？

その後の経過

■ **重症低血糖の改善**

重症低血糖を改善し、無自覚性低血糖を起こさないようにするための対処について、本人に考えてもらいました。Aさんからは「調理するときに油を使う献立を加える」「軽い低血糖症状に気がついたときは、せんべいなどの炭水化物を早く補給する」という回答が得られ、その後低血糖の回数が減りました。

■ **偽りの血糖値**

偽りの測定値を書かないための信頼関係構築を考え、努力しました。

まずは記録紙に血糖値を記載していることを称賛しました。称賛することで受診時に血糖測定器を持参する行動に繋がり、さらに一部で血糖値の改善がみられることを称賛すると運動量の増加にも影響しました。

一方で、患者を責めるような質問（いつから定期的に測定できるか、なぜ偽りの値を書くのか、どのようにすれば継続できるのかなど）は控え、血糖自己測定ができた要因を聞き取り、継続して測定を行うための情報を引き出し、測定回数を増やせるようコミュニケーションを図っています。

■ **機器操作と採血**

穿刺部位が同じだと皮膚が肥厚して穿刺針が刺さりにくくなり、測定するのに必要な血液量が得られないことがあるため、穿刺する位置を変えるという工夫が必要になります。また、寒い日は指先への血行が悪いため、採血前にお湯で温めたり手揉みしたりして、手を温めてから始めるように伝えました。

同じ指腹から採血していると、採血部位に黒点が増える場合があります。そのため医療者は「採血部位を指の第一関節のしわより指先で、側面（爪のきわに近づかない）にする」「示指・中指・薬指・小指から穿刺する」「同じ場所を避けて穿刺する」などを指導します。その後、Aさんの指腹の黒い部位は自然に薄くなっていきました。

ケアのポイント

■ **偽りの血糖値**

偽りの血糖値を指摘するのではなく、どの程度測定が行えているか把握します。記録紙の血

糖値と測定器のデータを突き合わせ、正しく記載している日付を確認します。正しく記録した日の食事や運動量、日常生活の出来事といった情報を聞き取り、称賛できることや指導に反映できる内容を探します。「なぜ偽りの血糖値を書くのか」などの患者を責めるような話は出さないようにします。

Aさんには、「血糖自己測定をせず記録紙に空欄が多くなったことを、医療者に指摘されないよう記載しなければならない」などというプレッシャーはなく、また悪知恵がはたらいて記入欄を埋めているわけでもありませんでした。そのため「記録紙に血糖値を書けば先生に怒られないだろう」という姑息な考えがあるわけではないので、偽りの血糖値を書かせないために「考えを指導する」ことは違うと考えました。

Aさんは記入欄を埋めることにやりがいのようなものを見つけています。そのため偽りの記録をやめることはせず、罪悪感もないので本人から医療者への謝罪はありません。このようなケースでは、「本人を責める姿勢で会話をしない」「記録紙に数値を記入した努力を認める」「前回受診したときから今日までで、目標達成できたことを聞く」ということをしています。

今回、看護師はすべて記入してあることを称賛する一方で、一般的な話として「もし空欄があっても気にしない」とつねに伝えておくようにしました。併せて、糖尿病患者の血糖値は日によって、体調によって、食べ物によって、運動量によって乱高下する場合があることも話し、少しでも認識を深めてもらえるよう心がけています。

なお本症例においては、現在も血糖自己測定器からデータ抽出できるように、「受診時に測定器の点検を受けてください」と伝え、毎回血糖測定器を持参してもらっています。これからも血糖値やほかの検査データを見て、患者の生活環境に合わせた目標を立て、目標の達成感を患者と医療者とで共有しながら、治療継続をしていきます。

■ 医師への報告

実測値のデータは1か月単位では少ないため、数か月の期間をまとめて医師へ報告します。

■ 信頼関係の構築

ラポールを築く一つの方法として、フットケアの施行があります。フットケアを行うことで、足のケアと気持ちのリラックス効果を高めます。それによって話しやすい雰囲気をつくります。

■ 血糖自己測定の手技・視力の確認

血糖測定の穿刺・採血の手技を確かめるため、実際に測定してもらいます。雑誌や新聞が読めているか尋ねることで、視力低下を確かめることができます。

🔖 ファシリテーションのポイント

本症例の患者は、療養指導する際に記録紙と測定データを同時に提示しても、抵抗感なく話ができました。面談の際は血糖値が偽りの報告であることを指摘せず、叱らず、血糖記録を偽

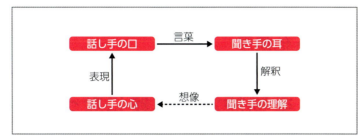

図 Thomas Gordonのコミュニケーション・モデル（文献1を参考に作成）

っている話を出さずに、受診時の採血データと血糖自己測定器のデータをもとに指導することとしました。患者によっては、2つのデータを提示すると取り調べを受けている、または責められていると感じる場合があるので、医療者はその患者に合わせた指導方法について十分な注意が必要です。

　患者が療養指導中に今後の血糖値改善策を思い浮かべることができない場合は、提案してよいか本人に確認してから、医療者が話し出します。患者が理解できたら、次にすぐ実行・実践ができ、到達しやすい目標を立てます。そして次の診察日に到達の程度を評価します。

　医療者は、自宅で療養や治療を行う患者の行動や努力に対し、日頃から来院したときに称賛します。そして話しやすい雰囲気を整え、指導の始めには最近困っていることや問題点を聴き、次に今順調に行えていることを聴きます。もし、患者に変えたいけれどなかなか変えられない課題があれば、何を足せば解決に向かうことができると思うか考えを尋ねてみると、解決の糸口が見つかる場合があります。

　患者との会話では、つねにThomas Gordonのコミュニケーション・モデル（図）[1]を念頭に置き、仮説検証をして患者の心を想像しながら、患者と療養内容を深めていくことが大切になります。

引用・参考文献
1) ウイリアム・R・ミラーほか. "聞くこと：相手のジレンマを理解する". 動機づけ面接〈第3版〉上. 原井宏明監訳. 東京, 星和書店, 2019, 71-92.
2) 日本糖尿病療養指導士認定機構編・著. 糖尿病療養指導ガイドブック2019. 東京, メディカルレビュー社, 2019, 260p.
3) 朝倉俊成編. 医療従事者に知って欲しい：SMBG血糖自己測定手技のポイント. 東京, メディカルレビュー社, 2012, 105p.
4) 磯村毅. 失敗しない！動機づけ面接：明日からの産業保健指導が楽しくなる. 東京, 南山堂, 2019, 135p.

第4章 合併症・他疾患

1 網膜症による視力低下でこれまでどおりの食事・薬物療法が困難になった患者

社会福祉法人恩賜財団済生会長崎病院薬剤部　本間三絵（ほんま・みえ）

患者紹介

Aさん：70歳、女性。

身体状況　身長155cm、体重63.5kg、BMI 26.4kg/m²、血圧142/78mmHg、HbA1c 8.5%、随時血糖値186mg/dL、LDLコレステロール110mg/dL、HDLコレステロール75mg/dL、中性脂肪358mg/dL、血清クレアチニン0.75mg/dL、血清尿素窒素（BUN）10mg/dL、eGFR 58mL/min/1.73m²、尿蛋白±、尿アルブミン／クレアチニン比170mg/gCr、CPRインデックス0'1.2→120'2.0、蓄尿CPR 43μg/日、視力（右0.1、左0.1）、霧視（+）。

現病歴　約20年前に2型糖尿病と診断された。糖尿病合併症：増殖糖尿病網膜症（網膜光凝固療法済）、糖尿病神経障害（+）、糖尿病腎症第2期。ほかに高血圧、脂質異常症、肥満、狭心症あり。2年半前から夫を看病し、半年前に看取った。夫の看病中も内科への定期通院と服薬は欠かさなかったが、食事療法、運動療法は十分には行えていなかった。2年前まではシタグリプチンリン酸塩水和物50mg、グリメピリド1mgを服用してHbA1c 6.0～7.5%で経過していた。しかし夫の看病に携わるようになってからは、徐々に体重増加、HbA1cも悪化傾向にあったためグリメピリド増量、メトホルミン塩酸塩2,000mgが追加増量された。一方で眼科受診は約2年前から中断していたが、視力低下を訴えて受診を再開したときには糖尿病網膜症は増殖期まで進行しており、網膜光凝固療法が施行された。

患者背景　約2年間、夫を看病した末に、半年前に看取った。息子と同居しているが、息子は仕事が忙しく、一緒になるのは朝食時くらい。

処方薬　血糖降下薬：シタグリプチンリン酸塩水和物（ジャヌビア®錠50mg）、1回1錠、1日1回、朝食後。グリメピリド（アマリール®錠1mg）、1回3錠、1日1回、朝食後。メトホルミン塩酸塩（メトグルコ®錠500mg）、1回2錠、1日2回、朝・夕食後。降圧薬：アムロジピンベシル酸塩（アムロジン®OD錠5mg）、1回2錠、1日1回、朝食後。バルサルタン（ディオバン®錠80mg）、1回1錠、1日1回、朝食後。抗血小板薬：アスピリン腸溶錠（バイアスピリン®錠100mg）、1回1錠、1日1回、朝食後。脂質異常症治療薬：アトルバスタチンカルシウム水和物（リピトール®錠10mg）、1回1錠、1日1回、夕食後。下剤：センノシド（プルゼニド®錠12mg）、1回2錠、1日1回、就寝前。睡眠薬：ブロチゾラム（レンドルミン®錠0.25mg）、1回1錠、1日1回、就寝前。

実際のかかわり・ケア〜入院時

■ **食事療法**

入院前の食生活について聴取し、体重増加や血糖コントロール悪化の原因を推察します。

患者
以前は毎日3食調理していました。家族の健康も考えて、栄養のバランスにも気をつけていたつもりです。でも夫が入退院をくり返すようになったころから、昼食は菓子パンと缶コーヒーですませることが増えました。

管理栄養士
食材の買い物は、どうしていたのですか？

患者
パンや牛乳なんかは近所のコンビニエンスストアで買っていました。夫が亡くなった後、しばらくして急に目が見えなくなったんです。眼科で治療してもらいましたが、以前の視力には戻りませんでした。それからは車の運転ができなくなったので、一人ではスーパーに行けなくて、ますます料理をしなくなりました。

管理栄養士
一緒に住んでいる息子さんには協力してもらえないのですか？

患者
息子は忙しくて、晩ご飯も外ですませて帰ってくるのですよ。朝ご飯は一緒に食べるのですけど、お昼と晩のご飯は一人で食べます。一人分だけがんばってつくってもしょうがないから、近くのコンビニエンスストアで買ったパンやお弁当ですませることが多いですね。でもね、週末は息子が買い物や食事に連れていってくれるのです。息子が好きな焼肉や寿司を、一緒に食べにいくのが楽しみなのです。外出できなくても食べ物に不自由しないように、お菓子や缶コーヒーはたくさん買い置きしてあるし、頼めば息子が買ってきてくれます。

管理栄養士
一度、息子さんも一緒に、糖尿病の食事療法について話したいですね。

■ **薬物療法**

入院前の服薬アドヒアランスについて評価し、これまでの療養上の問題点を考察します。同時に、今後導入予定の薬物療法に対する許容度を確認します。

患者
薬は毎日ちゃんと飲んでいましたよ。1週間分ずつタブレットケースに仕分けしています。この1〜2年で種類や飲む回数も増えたから、ちょっと大変になりましたけど、大切なことだからがんばってきました。

薬剤師
余っている薬がありますけど、ときどき飲み忘れたりすることがありましたか？

患者
間違えずに飲んでいるつもりなんですけどね……。この血圧の薬（ディオバン®錠80mg）と睡眠薬（レンドルミン®錠0.25mg）って、色が似ているから、テーブルの上に1個だけあるとどちらかわからなくなるんですよね。なんだかわからない薬は飲みたくないので、残しているのです。また薬が増えるのですか？ 先生から「次は注射」って聞きました。

薬剤師
インスリン注射についてはご存知ですか？

患者
聞いたことはありますけど、実際に注射をしたことはありません。インスリン注射って1回始めたら一生やめられないんでしょう？ それに自分で注射するなんて怖くて……。そんなこと無理です。

薬剤師
インスリン注射は、必ずしも一生やめられないというものではないのですよ。これから行う検査の結果や血糖値を見ながら、薬を調節していきますね。

看護師
最初は私たちが注射しますね。

■ **生活状況**

　配偶者と死別後、現在は息子と二人暮らしです。しかし息子は多忙で、平日の日中から夕方遅くまでを一人で過ごしています。視力が低下したため自家用車の運転は困難となっており、公共交通機関の利用にも制限があります。徒歩圏内にあるコンビニエンスストアでの買い物や、かかりつけ内科への通院は一人でできますが、少し離れたところにある眼科へはタクシーを利用しなければなりません。食料品や日用品などの買い物は、週末に息子が同行してくれます。

🍎 カンファレンス

　前述の聞き取りによって、問題点として「糖尿病網膜症による視力低下があり、日常生活や

療養行動が制限されていること」「菓子類の過食が一因と思われる肥満があること」「同居の息子は多忙で、平日の日中は支援のない状態であること」が考えられました。

医師
70歳、女性、2型糖尿病の患者です。長年、内服薬で良好に経過していましたが、夫の看病と死別を機にコントロールが悪化、糖尿病網膜症の進行による視力低下も加わって療養環境が大きく変化しています。まずは入院してインスリン治療を導入しますが、血糖コントロールは緩やかな改善を目指します。内服薬についてはスルホニル尿素（SU）薬やビグアナイド薬の用量の調整が必要だと考えています。

看護師
認知機能は保たれていますが、視力の低下があります。自宅内や交通量の少ない自宅近辺では、どうにか一人で移動できていたようです。以前はできていた車の運転はできなくなりましたし、バスなど公共の交通機関を利用するのも困難で、外出は大幅に制限されていました。どうにか日常生活が可能なレベルの視力ですから、インスリン自己注射の導入はかなり難しいのではないかと予想しています。インスリン治療は当面は自己注射とはせず、看護師で行いながら、注射手技を習得できるかどうか見極めたいと考えています。

薬剤師
内服薬は多剤併用の状態ですが、服薬管理については前向きで、アドヒアランスは良好だったようです。しかし視力低下のために、色調の似た薬を飲み間違えていた可能性がありますので、なんらかの方策が必要だと考えています。インスリン治療については、これまでインスリン自己注射の経験はなく、取り組むことには抵抗感が大きいようです。注射針の装着や単位を合わせるためのダイアル操作など、またここでも視力低下のために難しい局面があるかもしれませんね。自己注射の手技が習得困難な場合、家族の援助がどの程度得られるかについても検討が必要だと思います。

管理栄養士
もともと料理ぎらいではなかったそうですが、視力が低下してからはおっくうになっていたそうです。自由に買い物に行けなくなったことや、夫が亡くなって一人での食事が多くなったことも影響しているようです。同居している息子は、仕事が忙しくて帰宅が遅く、朝食以外はほとんど外食ということでした。息子は「母が糖尿病である」という認識が薄いような印象です。Aさんを思いやってのことだと思うのですが、自宅に菓子類をたくさん買い置きしていたり、

> 週末は外食に連れていったりしているようなので、一緒に食事指導をしてみようと考えています。

　病型や病歴のほかに、これまでの療養生活上の問題点についても情報収集し、多職種で協議して共有します。同時に今後の治療方針を把握し、退院後も療養を継続するための方策を各職種で、または協働して検討します。

その後の経過

■食事療法

　1日1,400kcalを目標に食事指導を行いました。食事指導をしながらかかわっていくうちに、これまでの食生活の問題点について患者自身に気づきが生まれ、「現在の視力でもできる調理を再開しよう」という意欲が戻ってきました。息子も一緒に食事指導を受け、協力体制について話し合いましたが、やはり平日は協力するのが困難ということに変わりはありませんでした。生鮮食料品を随時調達できないことや、平日は朝食以外個食となることから、平日の夕食には宅食の利用を勧めています。また週末の買い物や食事などの外出はこれまでどおり続けたいということでしたので、外食メニューの選び方や菓子類の過剰な買い置きはしないことなどについて、指導しました。

■薬物療法

　内服薬は一包化調剤とすることで飲み間違いリスクの低減を図りました。インスリン自己注射については、インスリンデバイス用拡大鏡などの補助具も利用して導入を試みましたが、視力障害からの不安感が強く、注射手技の習得は困難でした。また入院治療中に起こった低血糖症状も、不安増幅の要因となりました。

　息子も交えての退院支援カンファレンスにおいて、主治医がウィークリータイプのGLP-1受容体作動薬の導入について提案すると、週末ならば息子の見守りも可能ということで了承されました。GLP-1受容体作動薬の注射手技や血糖自己測定の手技、低血糖時やシックデイ時の対処方法について、息子を交えて療養指導を行いました。

　退院時の処方は、以下のようになりました。

　血糖降下薬：デュラグルチド（トルリシティ®皮下注0.75mgアテオス®）、1回1キット、1週1回、日曜日朝食前。メトホルミン塩酸塩（メトグルコ®錠250mg）、1回1錠、1日2回、朝・夕食後。グリメピリド（アマリール®錠1mg）、1回1錠、1日1回、朝食後。降圧薬：アムロジピンベシル酸塩（アムロジピン錠10mg）、1回1錠、1日1回、朝食後。アジルサルタン錠（アジルバ®錠40mg）、1回1錠、1日1回、朝食後。抗血小板薬：アスピリン腸溶錠100mg、1回1錠、1日1回、朝食後。脂質異常症治療薬：アトルバスタチンカルシウム水和物（アトルバスタチ

ン錠10mg)、1回1錠、1日1回、朝食後。下剤：センノシド（プルゼニド®錠12mg）、1回2錠、1日1回、就寝前。睡眠薬：ブロチゾラム（レンドルミン®錠0.25mg）、1回1錠、1日1回、就寝前。※下剤以外の錠剤は一包化調剤

ケアのポイント

　糖尿病の療養支援において、患者自身が前向きに療養に取り組めるよう支援することはいうまでもありません。しかし視力低下などの療養行動を妨げるような障害がある症例の場合は、その障害によって起こる不都合な点に介入し、そのサポート体制を構築することがケアのポイントになります。

■ 食事療法

　身体的障害や生活環境などの問題で十分な食事療法が実践できない場合は、総菜やレトルト食品、宅食などを活用して、無理なく継続できるような療養支援を行います。また食生活は同居家族の嗜好の影響も受けるため、家族の理解や協力は欠かせない要素です。家族も一緒に療養指導を受けてもらい、糖尿病について理解を深めてもらうことが大切です。

■ 薬物療法

　腎機能や身体能力、認知機能は加齢や合併症の進行に伴って低下していくのが通例であるため、薬剤が適正に処方されているか随時評価していく必要があります。

　内服薬は飲み間違いのリスク低減のために一包化調剤にしましたが、シックデイのときにはビグアナイド薬やSGLT2阻害薬を除外すること、食事量に応じてSU薬を調節することなどについて、患者自身だけではなく家族にも、あらかじめ説明しておく必要があります。退院後はお薬手帳や糖尿病連携手帳などの連携ツールを活用し、かかりつけ薬局でもケアを継続してもらえるような工夫が必要です。

　また視力が低下した症例において、インスリン製剤やGLP-1受容体作動薬の自己注射の指導をする際は、製薬会社から提供される各デバイス用拡大鏡が有用な場合が多いので、一度は利用してみることをお勧めします。

＊　＊　＊

　今回の症例では、患者自身の認知機能が保たれており、経済的にも支援してくれる家族の存在があったため、介護サービスなどの導入には至りませんでした。しかし今後、この患者がさらに年齢を重ねたときや、身寄りがないなど経済的に困窮した症例などにおいては、社会的資源を適切に活用できるよう正しい知識や情報を備えておきたいところです。

ファシリテーションのポイント

　対象症例の糖尿病の病型や病状のほか、患者の療養環境やその問題点についても正しく評価できるよう情報収集を行って、職種ごとに具体的なケアプランを構築できるようリードします。患者自身を教育・指導するだけでは解決が困難な問題点については、援助してくれるキーパーソンにもフォーカスを当て、議論を進めていく必要があります。

引用・参考文献
1) 日本糖尿病学会編・著. 糖尿病治療ガイド2018-2019. 東京, 文光堂, 2018, 128p.
2) 日本くすりと糖尿病学会編. 糖尿病の薬学管理必携：糖尿病薬物療法認定薬剤師ガイドブック. 東京, じほう, 2017, 412p.

第4章 合併症・他疾患

2 透析療法中の患者

公立昭和病院薬剤部薬剤部長　**本田一春**（ほんだ・かずはる）

患者紹介

Aさん：88歳、男性。

身体状況　身長153cm、体重52.0kg、血圧147/106mmHg、AST 16U/L、ALT 19U/L、LD 23U/L、HbA1c 7.7%、グリコアルブミン（GA）31.8%、ナトリウム（Na）141mEq/L、カリウム（K）4.2mEq/L、クロール（Cl）102mEq/L、カルシウム（Ca）9.3mg/dL、無機リン（IP）5.8mg/dL、血清尿素窒素（BUN）110.5mg/dL、クレアチニン（Cre）8.39mg/dL、eGFR 5mL/min/1.73m^2、ヘモグロビン（Hb）11.4g/dL。

現病歴　10年前に胆石手術を受けた際に糖尿病を指摘され、当院に紹介された。糖尿病と高血圧で加療開始。腎機能はCre 1.0～1.2mg/dLで推移していたが、3年前に悪化してCre 2.31mg/dL、eGFR 21mL/min/1.73m^{2}となり、今回さらに腎機能の悪化がみられ、透析導入となった。今回、食欲不振、透析導入時における血糖コントロールの悪化、インスリン自己注射に対する理解不足、低血糖が問題となっている。糖尿病合併症・併存症：糖尿病腎症（G5A3、慢性腎不全）、高カリウム血症、両下肢浮腫、腎性貧血、高血圧症、脂質異常症、高尿酸血症、認知症。

既往歴　胆石（術後）。

患者背景　認知症あり。妻と二人暮らしだが、長女が近所に住んでいてよく様子をみにきている。アルコールは最近なし。35歳まで喫煙していたが、以降禁煙。

処方薬　高カリウム血症治療薬：ポリスチレンスルホン酸カルシウム（アーガメイト®20％ゼリー25g）、1回1個、1日3回、朝・昼・夕食後。高血圧治療薬：アジルサルタン（アジルバ®錠40mg）、1回1錠、1日1回、朝食後。高尿酸血症治療薬：フェブキソスタット（フェブリク®錠10mg）、1回1錠、1日1回、朝食後。高コレステロール血症治療薬：アトルバスタチンカルシウム水和物（アトルバスタチンOD錠5mg）、1回1錠、1日1回、朝食後。持続性Ca拮抗薬：ニフェジピン（ニフェジピンCR錠20mg）、1回1錠、1日1回、朝食後。利尿降圧薬：フロセミド（フロセミド錠40mg）、1回1錠、1日1回、朝食後。高リン血症治療薬：炭酸ランタン水和物（ホスレノール®顆粒分包250mg）、1回2包、1日3回、朝・昼・夕食直後。血糖降下薬：ミチグリニドカルシウム水和物（グルファスト®OD錠5mg）、1回1錠、1日3回、朝・昼・夕食直前。

カンファレンス

医師
慢性腎不全で、今回、透析を導入することになった患者です。ミチグリニドカルシウム水和物を服用していましたが、腎機能も悪く、今回ミチグリニドカルシウム水和物を中止してインスリン導入を考えています。本人の自己注射は難しいかもしれませんが、家族の協力は得られそうかな？

薬剤師
Aさんの内服薬は妻がセットをしているようですが、食欲も低下傾向だし、1日3回のミチグリニドカルシウム水和物よりインスリンのほうがよさそうですね。1日1回の持効型溶解インスリンなら可能でしょうか。透析液の関係で、透析日と非透析日のインスリン注射量の調節も必要かもしれません。

看護師
本人と妻は高齢であり、認知症もあるため、インスリン自己注射は難しそうですね。長女が近所に住んでいてよく顔を出しているようなので、1日1回なら注射できるかもしれません。でもインスリンだと低血糖も心配です。

医師
それではシャント作成後、血液透析を導入すると同時にミチグリニドカルシウム水和物を中止して持効型溶解インスリンを導入しましょう。本人の自己注射は難しいので長女にインスリン注射の協力をお願いしましょう。食事も管理栄養士に依頼して、血液透析導入に合わせた食事指導をお願いしましょう。

　慢性腎不全で透析導入予定の2型糖尿病患者です。血糖コントロールが悪化してきたため、透析導入に合わせて速効型インスリン分泌促進薬を中止してインスリン注射の導入となり、患者本人と家族（妻・長女）へ指導を行うこととなりました。

　腎機能低下に伴い、多くの血糖降下薬が慎重投与となり、eGFRが30mL/min/1.73m^{2}を下回る重度の腎機能障害になると禁忌の薬剤が増えてきます（**表**）。透析患者に比較的安全に使用できる薬剤はインスリン製剤、およびα-グルコシダーゼ阻害薬（α-GI）、一部の薬剤を除く速効型インスリン分泌促進薬（グリニド薬）、DPP-4阻害薬、GLP-1受容体作動薬です。透析患者に禁忌の薬剤としては、スルホニル尿素（SU）薬やビグアナイド薬、チアゾリジン薬があげられます。

表 腎機能低下時の糖尿病治療薬の使用方法

分類	おもな薬剤	GFR区分 (mL/min/1.73m^2)	G3a 59〜45	G3b 44〜30	G4 29〜15 G5 <15	
		腎機能障害程度	軽度	中等度	重度/重篤	透析療法中
スルホニル尿素薬	グリメピリド（アマリール®）		慎重投与	慎重投与	禁忌	禁忌
速効型インスリン分泌促進薬	ナテグリニド（スターシス®）		慎重投与	慎重投与	禁忌	禁忌
	ミチグリニドカルシウム水和物（グルファスト®）		慎重投与	慎重投与	慎重投与	慎重投与
	レパグリニド（シュアポスト®）		腎機能正常者と同じ	慎重投与	慎重投与	慎重投与
DPP-4阻害薬	シタグリプチンリン酸塩水和物（ジャヌビア®）		腎機能正常者と同じ	慎重投与	慎重投与	慎重投与
	リナグリプチン（トラゼンタ®）		腎機能正常者と同じ			
	テネリグリプチン臭化水素酸塩水和物（テネリア®）		腎機能正常者と同じ			
	オマリグリプチン（マリゼブ®）週1回製剤		腎機能正常者と同じ		慎重投与	慎重投与
	トレラグリプチンコハク酸塩（ザファテック®）週1回製剤		腎機能正常者と同じ	慎重投与	禁忌	禁忌
α-グルコシダーゼ阻害薬	アカルボース（グルコバイ®） ボグリボース（ベイスン®） ミグリトール（セイブル®）		腎機能正常者と同じ		慎重投与	慎重投与
ビグアナイド薬	メトホルミン塩酸塩（メトグルコ®）		慎重投与	禁忌	禁忌	禁忌
チアゾリジン薬	ピオグリタゾン塩酸塩（アクトス®）		慎重投与	慎重投与	禁忌	禁忌
SGLT2阻害薬	エンパグリフロジン（ジャディアンス®） カナグリフロジン水和物（カナグル®） ダパグリフロジンプロピレングリコール水和物（フォシーガ®）		十分な効果が得られないため慎重投与		効果が期待できない	
インスリン製剤			本文参照			
GLP-1受容体作動薬	エキセナチド（バイエッタ®皮下注）		慎重投与	慎重投与	禁忌	禁忌
	デュラグルチド（トルリシティ®皮下注）		腎機能正常者と同じ			

実際のかかわり・ケア

■ 透析導入後のインスリン導入について多職種による説明

　薬物治療、およびインスリン注射導入に対する抵抗感がないかどうか、家族の協力が得られそうかどうかを確認しつつ、多職種でチームを組み、それぞれ役割分担をしつつ指導を行います。説明は患者や家族の理解度に合わせて行い、不安言動があれば情報を多職種で共有していきます。本人によるインスリン自己注射は困難なため、指導は本人と家族（おもに長女）に行いました。

看護師
Aさん、先生から話があったかと思いますが、今日からインスリンの注射が始まります。まずは看護師が行っていきますが、Aさんもしくは家族の方に注射方法を練習してもらいます。薬剤師からインスリンについての話と注射方法の説明をしますね。

患者
インスリン注射のことね、先生から聞いたよ。この年まで飲み薬でがんばったけど、ついに注射するのだね。自分では覚えられないから難しいな。娘に打ってもらうよ。

薬剤師
Aさん、インスリンについて説明しますね。インスリンには大きく分けて「基礎分泌を補うタイプのインスリン」と「追加分泌を補うタイプのインスリン」の2種類があり、今日から始まる注射は「基礎分泌を補うタイプのインスリン」で、1日1回の注射で効き目が続きます。

患者
1日1回でよいの？ それは助かるな。1日3回の飲み薬はもう飲まないのだね。透析の針と比べてインスリン注射の針は細いね。

管理栄養士
食事についても話しますね。透析が始まったので、腎臓を保護するためのたんぱく質の制限はそんなに厳しくなくなりますが、透析と透析のあいだの体重の増加は極力抑えてもらいます。そのために、水分の摂取を控えてもらうこともあります。ただし、透析が始まったからといって急に今までの食事内容を変更するのではなく、検査の値などをみながら、徐々に変更していきましょう。またエネルギー不足にならないよう今後の食事を相談していきましょう。

患者
最近、食欲ないんだよね。

■ インスリン導入および透析患者の低血糖における注意点

　インスリン導入指導を、患者本人と家族（長女）へ看護師と薬剤師で行いました。薬剤師が資材を用いて、わかりやすい図を見せながら、インスリンの種類や作用時間の説明（図）および注射方法を説明しました。看護師は本人の了解を得て家族に協力を依頼し、実際の注射方法について練習用インスリン注射を用いて、チェックリストなどを使用しながらくり返し指導を行いました。

　高齢の糖尿病患者の低血糖症状は、若年者とは異なり、低血糖の典型的な自覚症状（動悸・発汗・ふるえ）などが減弱し、「頭がくらくらする」「体がふらふらする」などの非典型的な症状を呈することが多くなります。そのため、患者および家族に対し、低血糖時の非典型的な症状についても十分な教育が必要です。

■ 透析患者の血糖管理

　透析時に厳格な血糖管理を行うと、低血糖を起こし予後を悪化させます。そのため透析患者に合わせた血糖コントロールの指標が必要となります。HbA1cは血液中の赤血球に含まれる色素たんぱく質に糖が結合した割合です。糖尿病患者においてもっとも一般的に使用される血糖コントロール指標であり、過去1〜3か月の平均血糖値を反映します。しかし透析患者の場合は、腎不全による尿毒症毒素やサイトカイン蓄積のため赤血球寿命が短縮（約60日）し、透析中の失血や出血、さらに腎性貧血治療のための赤血球造血刺激因子製剤投与によって、HbA1cは低値になる傾向があり、透析患者のHbA1c値は血糖コントロールの過小評価に繋がります。

　一方、グリコアルブミン（GA）は血清アルブミンの糖化産物であり、アルブミンの半減期

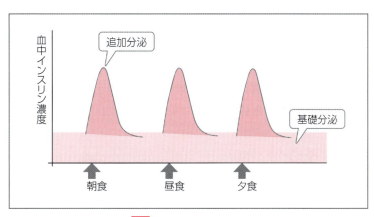

図 追加分泌と基礎分泌

が17日であることから、GAは過去2〜4週間の血糖を反映します。透析患者において赤血球寿命や血球造血刺激因子製剤投与の影響を受けないため、透析患者の血糖コントロールをより正確に反映するとされています。そこで透析患者では、GAの目標値を心血管イベントの既往があり低血糖傾向があれば24％、心血管イベントの既往がなければ20％未満とします。

■ 透析患者の食事の注意点

　管理栄養士は糖尿病患者の透析導入に合わせた食事指導を行いました。透析患者に指示される1日エネルギー摂取量は標準体重1kg当たり30〜35kcal/日です。高齢者になるとエネルギー摂取不足と活動量の低下が合わさって栄養状態の悪化を招く場合があるので注意します。

　たんぱく質量は標準体重1kg当たり0.9〜1.2g/日を目安とします。たんぱく質の摂取過不足は、標準化たんぱく異化率（nPCR）や血清尿素窒素（BUN）などを参考にします。透析前BUNが50mg/dL未満の場合は、食事が十分にとれていない可能性があります。高齢の透析患者に対しては、体重増加量や血液検査値などを確認しながら、食事制限よりも、しっかり食べることを指導することが大切です。

　水分、食塩の管理も、透析患者の食事において大切です。食塩をとりすぎると口渇から水分摂取が増えて、透析間の体重増加が多くなります。透析間体重増加が多いと、血圧上昇や透析中の血圧低下、溢水による心不全などのリスクが高まります。

その後の経過

　透析導入後、家族（長女）の協力も得られ、持効型溶解インスリン製剤の注射を開始し、血糖コントロールは改善傾向となりました。維持透析となり、食欲低下もみられることからインスリンは中止され、DPP-4阻害薬（テネリグリプチン臭化水素酸塩水和物）が開始となりました。

　DPP-4阻害薬は、インスリン分泌の促進、および食事摂取に伴い小腸から分泌されるグルカゴンの分泌抑制によって血糖降下作用を発揮するため、低血糖のリスクが低いとされています。DPP-4阻害薬は腎機能の低下した糖尿病患者における単独、あるいは併用療法のおもな薬剤となっています。DPP-4阻害薬は重度腎機能障害や末期腎不全患者に対して使用可能な薬剤ですが、その排泄経路によって減量が必要となる薬剤があります。リナグリプチンとテネリグリプチン臭化水素酸塩水和物の2剤は用量調節不要です。

ケアのポイント

　透析患者を含む腎機能低下時は低血糖の自覚症状が出にくいため、低血糖を見逃していることも多いです。日本透析医学会から出された『血液透析患者の糖尿病治療ガイド2012』にお

いて、糖尿病透析患者では血糖コントロールの指標の一つとして随時血糖（透析前血糖値；食後約2時間血糖値）が推奨されています。

透析患者では血液透析終了後に重篤な起立性低血圧を呈する場合があります。対策として透析終了後、一定時間座位を保ったうえで立たせるなどの工夫をします。降圧薬使用の患者では、透析日の減量・中止などを考慮します。

ファシリテーションのポイント

■ 腎機能低下時の薬物療法

腎機能が低下した患者では、腎臓での糖新生の低下が起こり低血糖を起こしやすくなります。また腎不全患者では、インスリン抵抗性が増大し、高血糖になりやすくなります。さらに、いろいろな薬剤の代謝・排泄が低下して投与量の調節や使用ができなくなります。すなわち腎機能が低下した患者は、血糖値が不安定になりやすく、薬剤の適正使用が求められます。

■ 透析時のインスリンの使用について

透析患者は高齢であることも多く、インスリン自己注射ができない場合もあります。腎臓でのインスリンの代謝が低下するためインスリンの血中半減期が長くなり、インスリンの必要量は減少します。透析中にインスリンが透析膜へ吸着することによって、血中インスリン濃度が低下する可能性も出てきます。なお、透析をすると透析液中のグルコース濃度に血糖値が近づくことも、覚えておきたいものです。さらに、透析日と非透析日とでは食事摂取時間が異なるために、投与量を透析施行の有無によって調整する場合があります。

引用・参考文献
1) 日本透析医学会. 血液透析患者の糖尿病治療ガイド2012. 日本透析医学会雑誌. 46(3), 2013, 311-57.
2) 日本老年医学会・日本糖尿病学会編・著. "高齢者糖尿病の低血糖対策とシックデイ対策". 高齢者糖尿病診療ガイドライン2017. 東京, 南江堂, 2017, 71-2.
3) 豊田雅夫. "腎機能障害患者, 透析患者におけるインスリンの使用について". 腎と透析2015年78巻増刊号：糖尿病と腎疾患2015. 東京, 東京医学社, 2015, 262-6.

第4章 合併症・他疾患

3 他疾患の薬剤も含め残薬が多く重症低血糖、糖尿病腎症のある患者

フローラ薬局河和田店代表取締役　篠原久仁子（しのはら・くにこ）

患者紹介

Aさん：85歳、男性。

身体状況　身長168cm、体重58kg、HbA1c（入院時）10.2%・（退院時）8.9%、血糖コントロール39〜509mg/dL、血清クレアチニン（Cre）6.62mg/dL、血清尿素窒素（BUN）85mg/dL、カリウム（K）5.2mEq/L。

現病歴　糖尿病歴30年以上。糖尿病のほか腎臓内科、循環器科、泌尿器科、眼科など5科に通院中。重症低血糖（39mg/dL）で入院し、血糖コントロール、腎不全の進行防止、在宅での服薬管理が問題となった。血糖は重症低血糖（39mg/dL）から高血糖（509mg/dL）と変動が激しく、腎不全のむくみもある。糖尿病合併症・併存症：糖尿病腎症（腎不全期）、糖尿病網膜症あり、糖尿病神経障害あり、足潰瘍・壊疽なし、脳血管障害あり。脂質異常症、高血圧症、前立腺肥大症、白内障あり。

患者背景　妻と2人暮らし。娘夫婦が近くに住むが共働きで介護困難。介護者は高齢の妻（80歳）で、買い物などは娘が担当している。母親が糖尿病。脳血管障害の既往のため、右手（利き手）が不自由。喫煙歴があるが現在禁煙。飲酒なし。

処方薬　血糖降下薬、および他科合併症関連疾患の併用薬多数（以下は退院時の処方）。血糖降下薬：インスリングラルギン（ランタス®XR注ソロスター®）、1回16単位、1日1回、朝食前。グリメピリド（アマリール®1mg）、1回1錠、1日1回、朝食後。COX阻害薬：アスピリン腸溶錠（バイアスピリン®錠100mg）、1回1錠、1日1回、朝食後。カルシウム拮抗薬：アゼルニジピン錠（カルブロック®錠16mg）、1回1錠、1日1回、朝食後。ニフェジピン徐放錠（アダラートCR錠40mg）、1回1錠、1日1回、朝食後。ループ利尿薬：フロセミド錠（ラシックス®錠20mg）、1回1錠、1日2回、朝・昼食後。αβ遮断薬：カルベジロール錠（アーチスト®錠2.5mg）、1回1錠、1日1回、朝食後。陽イオン交換樹脂製剤：ポリスチレンスルホン酸カルシウムゼリー（アーガメイト®ゼリー）、1回1個、1日3回、朝・昼・夕食後。

🍬 カンファレンス（図1）

　入院後は、グルカゴンによる低血糖対策の教育を受け、スルホニル尿素（SU）薬（アマリール®1mg、1日3錠）の服用を中止し、インスリン製剤をランタス®XRへ変更するなど処方変更され、退院しました。その後、外来通院となったのですが、多科受診および処方変更によ

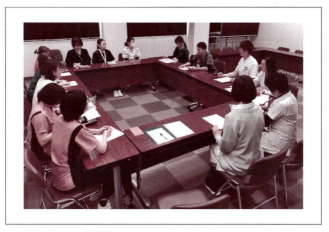

図1 退院前カンファレンスの様子

る多数の残薬があり、服薬管理の必要が出てきました。そこで薬局薬剤師の在宅訪問による服薬支援を受けることとなりました。そのほかの問題点として「重症低血糖と高血糖」「糖尿病腎症と高カリウム血症」もあげられます。退院前カンファレンスでは入院後の経過について、看護師長、担当看護師、主治医から以下のように説明がなされました。

看護師長
今回はお忙しいなか、訪問看護師さん、薬局薬剤師さん、薬局管理栄養士さん、ケアマネジャーさん、ヘルパーさん、訪問リハビリのスタッフなど医療関係、介護関係、多数の皆さんに集まってもらい、ありがとうございます。病院からは、私（看護師長）と主治医、病棟担当看護師、担当薬剤師、そしてこれから退院するAさんとその妻、娘がいらしてます。これから退院後に安心して過ごしてもらえるように、退院後の療養上のことを申し送り、相談していきたいと思いますので、よろしくお願いします。

医師
Aさんは、資料にあるように重症低血糖で救急車で運ばれ、入院しましたが、低血糖と高血糖をくり返し、血糖コントロールが不良な状態でした。そこで、退院に向けてインスリンもそれまでのランタス®を変更し、持効型溶解インスリンでもより低血糖を起こしにくいランタス®XRという種類を処方し、だいぶ安定してきました。退院後の自宅での重症低血糖対策にグルカゴンを処方したので、それは看護師から説明してもらいます。また、現在の問題点として、低血糖対策のほかに、糖尿病腎症の進行のため透析の準備が必要な状態です。カリウム（K）も高く、管理栄養士にも指導に入ってもらいたいです。

担当看護師
退院後の低血糖が心配な状態なので、自宅での低血糖対策に使うグルカゴンの使い方を指導しました。Aさんは脳梗塞で手が不自由なので、インスリン注射とグルカゴンの使い方は、妻と娘に指導し、理解してくれています。糖尿病のほかに腎臓も悪く、透析導入が検討されてシャントをつくっています。その管理も必要ですので週に1回、退院後は訪問看護師に訪問してもらい、血圧や血糖管理、むくみ、シャントの管理状況など体調管理をお願いしています。また、腎機能を少しでも維持して快適に過ごしてもらうために、薬局の管理栄養士に訪問栄養指導をお願いしています。

医師
さて、Aさんは今までいろいろな病院にかかって、そのたびに薬局を変え、うまく薬の整理もできない状態だったようです。今回、入院中にすべての科の薬を管理して処方しましたが、退院後に向けての処方について担当薬剤師から説明してもらいます。

病棟薬剤師
入院時はかなり残薬があり、ジェネリック医薬品や先発品がごちゃごちゃに入っていました。退院後は薬剤師に訪問してもらい、薬の整理と服薬の状況などを確認してほしいです。また低血糖と腎症がかなり進行し、Kも高い状態で、アーガメイト®ゼリーも出ています。当院では処方箋に検査値も掲載されていますので、Kやクレアチニン(Cre)、血糖、HbA1cなどの検査値も含めて訪問してもらい、薬の効果や副作用のモニタリングもお願いします。

患者
皆さん、ありがとうございます。薬もどれがどの薬か、整理できないでいました。家族も薬の整理だけで1日かかっていたし、飲み間違いもありました。血糖値も不安定だし、腎臓のことも心配なので、家に薬剤師さん、看護師さん、管理栄養士さんが来てくれて相談できるのは、ありがたいです。妻も高齢なので、皆さんにお世話になり、できるだけ長く2人で家で過ごしたいし、できれば透析を延ばしたいです。

訪問薬剤師
わかりました。早速、訪問して自宅での残薬、服薬状況の確認、いろいろな科にまたがる薬を整理して朝・昼・夕に一包化という形で分包し、薬カレンダーに日にちごとにセットしてお持ちしますね。

🔴 実際のかかわり・ケア

■ **在宅担当者ケア会議であきらかになった問題点**

患者本人の意向も踏まえて退院後の在宅ケア担当者会議を開き、以下の問題点の共有と各職種のかかわり、ケアマネジャーによるケアプランに訪問看護、訪問薬剤管理指導（居宅療養管理指導）、訪問栄養指導が組み入れられることになりました。在宅担当者ケア会議でわかった問題点とそのケア方針・聞き取りのコツを以下にまとめます。

■ **残薬**

これまで一つのかかりつけ薬局を持たず、病院、科ごとに異なる薬局で薬を受け取っていたため、ジェネリック医薬品と先発品の区別がつかず、残薬が多数あります。家族の介護力では、服薬管理は困難でした。

ケア方針：服薬状況を把握し、残薬の問題点を主治医にフィードバックします。多職種が連携して患者の服薬支援を図り、多科受診による薬の重複、相互作用チェック、糖尿病腎症への過量投与をチェックします。

聞き取りのコツ：残薬の理由は飲み忘れだけとはかぎらないため、「薬が残った理由は何かありますか？」など、残薬の理由から答えてもらいます。もし自分では飲めているつもりなのに残薬が多く矛盾する場合などは、認知機能低下なども考えます。

■ **重症低血糖と高血糖**

低血糖から高血糖の変動が大きく、退院後の血糖管理が重要です。

ケア方針：訪問看護師と訪問薬剤師がモニタリングし、療養を支援します。

聞き取りのコツ：血糖自己測定の値を記した自己管理ノートなども見せてもらい、高血糖、低血糖の際の食事の内容や薬の服用、おやつなど、血糖値が変動した原因について、患者自身に振り返ってもらいます。

■ **糖尿病腎症と高カリウム血症**

食事と薬の管理が必要です。

ケア方針：管理栄養士による訪問栄養指導を行い、実際の食事から栄養計算をすることにより、改善点を指導します。

聞き取りのコツ：改善点のなかで、実際にできそうなところから始めてもらいます。ありのままの食事について本当のことを語ってもらえるよう、厳しい指摘をするより一緒に考える立場で療養指導を行います。

■ **具体的な指導**

 訪問看護師
今、糖尿病も腎症もかなり進んでいて、透析導入も近いかもしれないというこ

とですので、これから週に一度訪問してAさんと家族のそばで療養の相談をさせてもらいます。その際、緊急受診が必要と判断したときには、病院、薬局の薬剤師とも連携して緊急訪問もできますので、安心してください。今まで低血糖を起こしたり、高血糖になったりするのはどんな状況のときだったか、思い当たるところが何かありますか？

患者
入院前は、アマリール®1mg錠を1日3回服用していました。夕食前に血糖値が低いと、まずブドウ糖をとってそれから食事をしています。するとその後高血糖になり、寝る前にインスリンを打つと夜中に低血糖を起こしてしまう、というように変動が激しくて……。とくに腎臓を悪くしてから低血糖が多くなった気がします。

訪問薬剤師
腎臓を悪くしてから、よりSU薬の効き目が延長して低血糖を起こしやすくなったのかもしれません。今回退院後からはアマリール®の量も減って、低血糖を起こしにくいインスリンが処方されています。

訪問管理栄養士
腎臓のはたらきが最近低下していて、血糖値やKも高い状態です。そこでKを減らす食事や塩分を減らす食事の工夫などについて、実際に自宅に訪問して食事内容から相談させてもらいます。実際に、不安なことや難しいと感じていることはありますか？

患者の妻
何を食べさせてよいのか……。Kを減らすってどんな調理をしたらよいのか不安です。どこまでできるか……何をつくったらよいかしら？

訪問管理栄養士
Kを減らす工夫として、野菜を水に浸けておくとか、ゆでこぼすとかがあります。Kを多く含む食品の一覧を持ってきました。Kが高い食品に気をつけてもらえれば、今の食事を変えずに、Kを減らす工夫だけでも腎臓の負担を減らせますよ。そのくらいなら、少しできそうですか？

患者の妻
それならできそう。

以下に、自宅にあった残薬を記します。

アマリール®錠3mg（36錠）、アマリール®錠1mg（84錠）、グリメピリドOD錠1mg（63錠）、バイアスピリン®錠（94錠）、アスピリン腸溶錠（76錠）、カルブロック®錠16mg（73錠）、ア

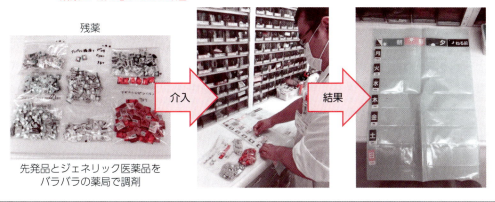

図2 ジェネリック医薬品と先発品の重複が残薬・ポリファーマシーとなった例

ゼルニジピン錠（61錠）。

アマリール®（3mg錠と1mg錠）とグリメピリド（1mg錠）などの残薬が多数あり、先発品とジェネリック医薬品も混在していて、服薬中止薬も含まれています（図2）。服薬状況（含残薬状況）は不良で、副作用が疑われる症状として食前の低血糖があります。

 訪問薬剤師
5つの科の薬があり、同じ薬でもジェネリック医薬品であったり、血糖降下薬も3mgと1mgの錠剤が混じって入っていたりします。飲み間違えていないか心配です。こんなに余った理由は、何かありましたか？

 患者
今まではかかりつけ薬局を決めずに、病院ごとに別々の薬局で調剤してもらっていました。でもジェネリック医薬品に変更になったり、他の科の受診日が違うので、どれが同じ薬かわからなくなりました。別々の薬局で調剤された同じ血糖降下薬を間違えて重ねて飲んでしまい、低血糖になったみたいです。低血糖になって救急車で運ばれ、入院後に変更・中止になった薬もあるので、退院後はかかりつけ薬剤師にすべての薬をまとめて管理してもらえて、ありがたいです。薬のカレンダーに仕分けしてもらえれば、きちんと飲めます。血糖値も高い状態にありますが、低血糖も心配だし、Kも高いし……透析になるのを遅らせたいです。

🔔 その後の経過

　退院カンファレンスに参加後、薬局薬剤師、薬局管理栄養士、ケアマネジャー、ヘルパーなどの介護関係者らと情報共有を行い、退院後は自宅にあるすべての薬の一元管理を行いました。
　在宅訪問の際に残薬を確認したところ、先発品とジェネリック医薬品、中止になった3mgのSU薬など、併用薬含めて多数の残薬・薬袋内での混在、重複に気づきました。薬の一元管理と残薬の整理活用、重複薬の整理・削減を図ったことで、飲み忘れ、残薬、飲み間違いもなくなり、服薬アドヒアランスが大きく改善しました。訪問時には、服薬状況の確認とともに血圧、血糖モニタリングなどを行い、医療機関側にフィードバックし、管理栄養士の訪問栄養指導も併せて地域で連携を図って服薬支援を行いました。その結果、残薬はなくなり、低血糖を起こすことなく、高血糖も減って血糖コントロールが改善し（図3）、インスリンとSU薬の減量など処方が見直されました。透析直前で退院した後も病態は安定し、家族と犬に囲まれて自宅で楽しい療養生活を過ごせています。
　HbA1cは、入院時は10.2％と高値で低血糖も起こっていたのですが、退院時は8.9％、半年後の現在は7.0％と安定しています。Cre 6.5mg/dL、K 4.4mEq/LとKも低下しており、それから2年後でも透析にならず、安定して療養生活を過ごせています。低血糖での入院はありません。今後も食生活を減塩やKをチェックし、服薬を守り、できるだけ快適な療養生活への支援を行います。

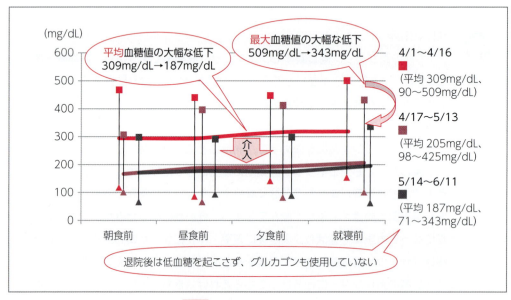

図3 在宅での血糖コントロール

ケアのポイント

■ 糖尿病患者における薬剤管理

　糖尿病患者は食事、運動、血糖降下薬による血糖管理とともに、合併症予防およびメタボリックシンドロームへの進展予防の観点から体重管理、禁煙、脂質異常症の管理、血圧コントロールと、それらの治療薬の服薬管理が重要視されています。こうした背景から血糖降下薬だけでも3種類以上の薬を服用し、眼科や循環器科、脳外科、腎臓内科、歯科、整形外科などの多科受診による併用薬を合わせると10種類以上となることも決して少なくありません。

　さらに近年、血糖降下薬はDPP-4阻害薬やSGLT2阻害薬などの新薬、新剤形をはじめ、インスリン製剤やGLP-1受容体作動薬とそのデバイスの進歩は目覚ましく、患者一人ひとりの病態に応じて、よりきめ細かな、より効果的な血糖降下薬の組み合わせが可能になりました。こうした薬の進歩は、入院期間を短縮させ、外来での注射製剤の導入を可能にした一方で、ハイリスク薬管理指導としてより注意を払う必要性を高めました。

　加えて糖尿病患者の高齢化によって、在宅での治療薬の服薬管理、安全管理が問題となっています。とくに高齢化などで薬の自己管理が困難になり、正しく服用されずに余る「残薬」が問題となっています。われわれは残薬を解消し、薬物療法を個別最適化することを目的として、糖尿病患者の残薬要因について研究を行いました。単なる残薬の確認や日数調節に終わらず、個々の残薬の要因に応じて服薬支援を行った結果、97.6％に残薬の改善がみられました[1]。

■ 本症例におけるケアの要点

　今回紹介したのは、調剤後の服薬状況をフォローアップすることが重視される昨今、残薬の要因に応じた服薬支援により残薬が解消した例です。Aさんは糖尿病代謝内科や他科の薬を受診のたびにそれぞれ別の薬局で調剤を受け、かかりつけ薬剤師もいなかったため、併用薬、重複、相互作用、残薬、服薬状況のチェックなどの服薬支援を受けていませんでした。今回問題となった重症低血糖も、ハイリスク薬であるSU薬と同成分の残薬を、重複に気づかず服用してしまったことによると考えられます。そこで、残薬、併用薬を含めた一元管理が必要だと考えられます。

　退院時カンファレンスから退院後の介護関係職種、訪問薬剤師や訪問看護師などによる密接な連携、情報共有が欠かせません。

ファシリテーションのポイント

■ 残薬解消のために

　糖尿病は、合併症の関係からも多科受診、併用薬多数となり、残薬、アドヒアランス不良の問題が起こりやすい疾患です。単なる残薬の日数調整のみでは原因は解決されず、残薬を間違

えて服用すると、本症例のように重症低血糖にもなりかねません。薬物療法を個別最適化することを目的として、糖尿病患者の残薬原因について考え、患者の療養生活に寄り添った服薬管理支援を行うことが重要です。

　残薬の原因としていちばん多いのが、食直前の服用タイミングのずれによる飲み忘れで31.7％です。一方、残薬が生じた際にいちばん多く求められた指導は、飲み忘れ時の対処法で48.8％でした。退院後に薬局を訪れる患者は、入院患者と違い食事も薬も自己管理です[1〜4]。薬剤には、服用のタイミングを逃して飲み忘れに気づいたとき、降圧薬のように食事に関係なく服用してよいものと、血糖降下薬のSU薬のように食後空腹時に飲むと低血糖のリスクが生じるものがあります。患者個別に、服用薬の薬理作用に基づいて飲み忘れたときの対処法を指導する必要があります。

■ 医療・介護の連携が大切

　多科受診・併用薬が多い高齢者では、記憶が曖昧な飲み忘れが多くみられました。単なる一包化調剤や薬剤師の服薬指導のみでは残薬問題は解決せず、医療機関側と在宅ケア担当者とで患者情報を共有し、多職種での検討を必要としたケースは、約1割でした[1〜4]。こうした事例では、在宅での服薬管理や残薬の状況について、訪問して患者にインタビューし、医師にフィードバックを行うことが大切です。薬局での服薬指導のみで残薬の解決が困難な場合は、在宅訪問を提案するよい機会となります。そして医療機関、介護関係者による連携、患者情報の共有によって根本的な解決に繋げます。

引用・参考文献

1) 篠原久仁子ほか. 糖尿病患者の残薬要因に応じた服薬指導の介入効果の検討. くすりと糖尿病. 3(2), 2014, 163-70.
2) 日本薬剤師会監修. "介護施設、福祉施設、医療施設での連携について". 在宅医療Q&A 平成29年版. 東京, じほう, 2017, 74-164.
3) 篠原久仁子. "ポリファーマシー解消のためのジェネリック医薬品の適正使用". 今日から取り組む：実践! さよならポリファーマシー. 東京, じほう, 2016, 303-14.
4) 篠原久仁子編・著. "驚くほどアドヒアランスが上がる! 原因別 残薬解決メソッド". 残薬対策ハンドブック：実際に残薬を減らした16のアプローチ. 東京, じほう, 2017, 34-74.

第4章 合併症・他疾患

4 心筋梗塞を契機に2型糖尿病と診断された患者

東京医科大学病院薬剤部主査 坂倉圭一（さかくら・けいいち）

患者紹介

Aさん：55歳、男性、会社員。

身体状況 （入院時）身長168cm、体重92.6kg、BMI 32.8kg/m²、血圧143/89mmHg、脈拍42bpm、胸部レントゲン心胸郭比（CTR）58%、心電図PR 43bpm、Ⅱ Ⅲ aVF、V5-6でST上昇、EF 60%、冠動脈造影（CAG）♯1 100%、空腹時血糖値171mg/dL、HbA1c 11.9%、グリコアルブミン（GA）46.5%、AST 33IU/L、ALT 45IU/L、LDH 148IU/L、血清尿素窒素（BUN）23.6mg/dL、クレアチニン（Cre）0.9mg/dL、LDLコレステロール131mg/dL、HDLコレステロール37mg/dL、中性脂肪227mg/dL、抗GAD抗体陰性。

主訴 胸痛

既往歴 高血圧、頸椎症

家族歴 狭心症（父親）

現病歴 仕事中、胸痛を認め救急搬送されST上昇型急性心筋梗塞（STEMI）の診断で入院となる。緊急心臓カテーテル検査（CAG）を施行したところ♯1の完全閉塞を認め、右冠動脈（RCA）♯1に対して経皮的冠動脈形成術（PCI）を施行し薬剤溶出性ステント（DES）を留置した。入院中はリスクコントロール、および心臓リハビリテーションが併せて行われた。また入院時の採血で糖尿病、脂質異常症が初めて指摘された。糖尿病合併症：糖尿病網膜症なし、糖尿病腎症第2期、糖尿病神経障害は自覚症状なし、アキレス腱反射正常、振動覚（右14秒、左16秒）。

患者背景 喫煙は18歳から1日20本、飲酒はなし。中学・高校では柔道、大学からラグビーを始め、40歳までクラブチームでプレーしていた。食事はだいたい以下のような内容ですませている。

朝食：お茶漬け／カップラーメン・サラダ
昼食：手作り弁当（ご飯・肉／魚・サラダ150g）
夕食：卵かけご飯4杯・味噌汁3杯・サラダ150g
間食：夕食後にピーナッツ・お菓子・ジュース
飲料：お茶・コーヒー

処方薬 COX阻害薬：アスピリン（バイアスピリン®100mg）、1回1錠、1日1回、朝食後。ADP阻害薬：クロピドグレル硫酸塩錠（プラビックス®錠75mg）、1回1錠、1日1回、朝食後。アンジオテンシン変換酵素阻害薬：エナラプリルマレイン酸塩錠（レニベース®錠5mg）、1回1錠、1日1回、朝食後。β遮断薬：ビソプロロールフマル酸塩錠（メインテート®錠2.5mg）、1回1錠、1日1回、朝食後。

脂質異常症治療薬：ピタバスタチンカルシウム錠（リバロ錠2mg）、1回1錠、1日1回、朝食後。血糖降下薬：メトホルミン塩酸塩（メトグルコ®錠250mg）、1回1錠、1日3回、朝・昼・夕食後。

カンファレンス

医師
心筋梗塞の発症を契機に、初めて糖尿病と診断された患者さんです。心筋梗塞も発症しており危険因子のコントロール、全身管理が重要です。糖尿病の教育が必要です。

薬剤師
心筋梗塞後でもあり、内服薬の必要性、アドヒアランスを保てるようにしていきたいと思います。糖尿病の薬物療法についても理解が深まるように話をしていきます。

看護師
初めての入院で、また糖尿病も指摘されたばかりで、まだ受容できていない様子があります。

管理栄養士
入院前はエネルギー、塩分の過剰摂取があったようです。またバランスとしては夕食の量が多くなってしまっています。

理学療法士
心筋梗塞後であるので、運動療法には注意が必要です。心機能を評価して運動量を検討していきたいです。

■ 冠動脈疾患のリスクを減らす血圧管理

　心筋梗塞をはじめとする冠動脈疾患は、おもに粥状動脈硬化を基盤にしているため、おもな危険因子として高血圧、血清脂質異常、糖尿病、肥満、喫煙、運動、飲酒などがあげられます。冠動脈疾患の発症リスクは、血圧高値群では血圧正常群に比べ男性で2.1〜2.3倍、女性で1.3〜2.8倍高く、糖尿病患者は非糖尿病患者に比べて2.6倍高くなるといわれています[1]。

　『高血圧治療ガイドライン2014』によると、冠動脈疾患においては降圧するほど心血管リスクを軽減できる可能性が示唆されており、少なくとも140/90mmHg未満を冠動脈疾患における降圧目標としています。しかしエビデンスは十分ではありませんが、心筋梗塞既往例、糖尿病、慢性腎臓病（chronic kidney disease；CKD）や脂質異常症、喫煙、家族歴などリスクが

重積している症例では心血管イベントリスクが高いため、有意な冠動脈狭窄が残存していないこと、心筋虚血の症状や心電図所見の出現がないことに注意しながら、さらに低いレベル130/80mmHg未満を目標とします[2]。

■ **冠動脈疾患のリスクを減らす血糖管理**

心筋梗塞二次予防に関するガイドラインでは、糖尿病を合併する患者はHbA1c 7.0％未満を目標に、体格や身体活動量などを考慮して適切なエネルギー摂取量を決定し、管理することを推奨しています。心筋梗塞の既往のある糖尿病患者を7年間追跡したFinnish Studyでは、心筋梗塞再梗塞率が45.0％で、非糖尿病患者の18.8％と比べ高値であり、心筋梗塞罹患者でも糖尿病が心筋梗塞再発の大きな危険因子であることがあきらかになっています[1]。

新規発症2型糖尿病を対象にした大規模臨床試験UKPDS33では、食事療法を中心とした治療群と、スルホニル尿素（SU）薬およびインスリン投与による厳格な血糖管理を目指す強化療法群とを比較した結果、厳格治療により心筋梗塞発症の抑制傾向はみられたものの、有意な差は認められませんでした[3]。しかし、その後10年間フォローアップしたUKPDS80では、両群でHbA1cに差はないものの、強化療法群では細小血管障害の相対リスクは持続したまま心筋梗塞と全死亡のリスクが有意に低下していました[4]。血糖値の差は強化療法終了後早期に消失したにもかかわらず、心筋梗塞や全死因死亡のリスク低下が試験後10年にわたって持続したことから、早期にHbA1cを低下させ維持することが最終的な心血管イベントの抑制に繋がることが示唆されました。

■ **有効な血糖管理方法**

その一方で、心血管疾患の高リスク糖尿病患者を対象に大血管症発症抑制効果を検討したACCORD試験では、HbA1c 6.0％未満を目標とした強化療法群で、通常治療群と比べ死亡例が有意に高く、予定より早く試験が中止されました[5]。この原因は、治療を要する重症低血糖や10kg以上の体重増加による死亡リスクの増加と考えられています。これらの結果から、合併症の発症抑制のためには早期から血糖コントロールをする必要がありますが、大血管症発症抑制効果に差が出るには長期間が必要であり、体重増加や低血糖を回避する糖尿病治療が必要だと考えられています。またSteno-2研究では、早期から血糖・血圧・脂質コントロールを行うことで、心血管死、心血管イベントを有意に抑制することが報告されています。

■ **食事療法の指導**

Aさんの1日エネルギー摂取量を「身体活動量×標準体重」で算出すると、「25〜30（kcal/kg）×62.1（kg）＝約1,550〜1,860kcal」であり、塩分は1日6gが目安になります。身体活動量は軽労作（デスクワークが多い職業など）で25〜30kcal/kg標準体重、普通の労作（立ち仕事が多い職業など）で30〜35kcal/kg標準体重、重い労作（力仕事の多い職業など）で35〜kcal/kg標準体重を目安とします。指示エネルギーのバランスは、炭水化物で50〜60％、たんぱく質で20％以下、残りを脂質で摂取するようにしていきます。

$$\text{目標心拍数} = \{(220-\text{年齢})-\text{安静時心拍数}\} \times \text{運動強度}(40〜60\%) + \text{安静時心拍数}$$

図1 カルボーネン法

■ 運動療法の指導

運動療法は食事療法とともに糖尿病治療の基本となるものです。運動にはエネルギー消費の増加による高血糖の是正、インスリン抵抗性の改善、肥満の是正、高血圧、脂質異常症の改善、心肺機能を高めるなどの効果が期待されます。

運動療法を開始する際にはメディカルチェックを行い、運動療法実施の可否を判断する必要があります。糖尿病の状態、合併症、運動障害の有無・程度から運動療法の実施の可否が判断され、運動処方（種類・強度・時間・頻度）が決定されます。運動療法が不可と判断された場合には、まず医師の専門的治療が優先されます。

本症例のような虚血性心疾患者の運動においては、持久性のある有酸素運動、大きな筋群を使うリズミカルで動的な運動が原則であり、可能なかぎり心肺運動負荷試験による運動処方を受けることが望ましいと考えられます。運動強度を設定する方法には、心肺運動負荷試験のほかに計算で目標心拍数を設定するカルボーネン法（図1）、主観的運動強度をもとにするBorgスケール（表1）があります。

表1 Borgスケール

指標	自覚度
6	
7	非常に楽である
8	
9	かなり楽である
10	
11	楽である
12	
13	ややきつい
14	
15	きつい
16	
17	かなりきつい
18	
19	非常にきつい
20	

■ セルフケアのサポート

糖尿病治療では患者自身がセルフケアに取り組む必要がありますが、セルフケア行動は食事療法、運動療法、薬物療法など多岐にわたります。セルフケア行動の実行度は種類によって異なり、生活習慣に大きな変更を伴う治療法の実行度が低いといわれています。石井らによれば、速効型インスリン製剤から超速効型インスリン製剤への切り替えを対象にした調査において、生活の質（quality of life；QOL）が高い治療法を選択することは、治療実行度・血糖コントロールと相関することが報告されています（図2）[6]。われわれ医療者は、患者のQOLの向上、セルフケア行動の実行度を高めていけるように、治療をサポートしていくことが必要です。

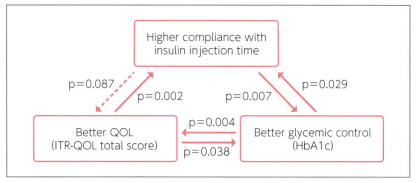

図2 重要な測定値間の相関（文献6より引用）

実際のかかわり・ケア

看護師
今回の入院について、自身ではどのように感じていますか？

患者
今まで好き勝手やって、食べたいものを食べてきたのが原因かなと思います。でも、食事が減らせるか……食べたいものを食べたいです。仕事も忙しいし、休日に運動っていってもね。

薬剤師
これから継続して薬を飲んでいく必要がありますが、今後、心配事や気になることはありますか？

患者
薬を飲まなければならない必要性はわかります。でも、今まで薬を飲む習慣がなかったから飲み忘れないか心配です。とくに日中は仕事で外にいますしね。薬も多いので、できれば減らしたいですね。

■ **患者教育と目標設定**

　慢性疾患である糖尿病では患者教育が不可欠であり、患者には治療を中断することなく継続する必要性を理解してもうことが大事です。患者教育には医学モデルと教育モデルの2つがあり、どちらも欠かせません。医学モデルは診断や治療を行うのに医学知識と技術を応用し、実践するものです。教育モデルは患者の知識、技能、態度がいかなるものであるかを評価するものであり、「病識がない」「アドヒアランス不良」などといった看護計画の立案にも繋がっていきます。患者教育では医学知識を習得させることが目的ではなく、患者が継続して自己管理を行え

ることが大切であり、ときには患者のみならず家族や周囲の人への教育も必要になります。

患者教育をするなかで目標設定をしますが、このためには患者の病態、生活環境、生活習慣、理解度、糖尿病に対する考えなどを把握し、評価する必要があります。そのためにはYES／NOで答えられる閉ざされた質問（クローズドクエスチョン）だけでなく、開かれた質問（オープンクエスチョン）やさまざまなコミュニケーション技術を用いていく必要があると考えます。

■ **薬物の調整**

糖尿病患者の約3割に残薬があり、残薬がある患者では「一度に飲む量が多い」「服用回数が多い」「薬の種類が多い」「タイミングを守ることが難しい」ことが、統計学的に有意に高いと報告されています[7]。アドヒアランスを維持するために「服用錠数を減らす」「用法を統一し服用回数を減らす」などの方法が考えられます。この症例ではメトホルミン塩酸塩が処方されていますが、1日1回の服用で体重減少効果や心血管イベント抑制の報告があるSGLT2阻害薬、注射製剤にはなりますが体重減少や食欲低下作用が期待できるGLP-1受容体作動薬も選択肢にあがると思います。GLP-1受容体作動薬には週1回製剤も上市されており、考慮してもよいかもしれません。

また、服用錠数を減らすには、配合薬への変更も一つの手段になります。現在、配合薬は「アンジオテンシンⅡ受容体拮抗薬（ARB）＋利尿薬」「ARB＋カルシウム拮抗薬（CCB）」「ARB＋CCB＋利尿薬」「CCB＋HMG-CoA還元酵素阻害薬」「アスピリン＋プロトンポンプ阻害薬（PPI）」「アスピリン＋抗血小板薬」「小腸コレステロールトランスポーター阻害薬＋HMG-CoA還元酵素阻害薬」「DPP-4阻害薬＋SGLT2阻害薬」「DPP-4阻害薬＋ビグアナイド薬」「ビグアナイド薬＋チアゾリジン薬」「α-グルコシダーゼ阻害薬＋速効型インスリン分泌促進薬」と多岐にわたっており、患者に合わせて選択することが可能です。

その後の経過

■ **今後の方針**

入院中と退院後では生活環境が変化するため、食事療法、運動療法が実施できているか、目標の達成度、服薬アドヒアランスの確認を行っていきます。また、飲み忘れがある場合や体調不良などで内服できない場合に備え、その際の具体的な対応について説明を行います。

■ **シックデイ時の対応**

発熱や下痢、嘔吐をきたしたり、食欲がなく食事がとれない状態をシックデイといいます。シックデイのときは、血糖コントロールのよい患者でも高血糖になる可能性があるので注意が必要です。シックデイ時の薬物治療は自己判断で中止すると高血糖になる可能性があるため、あらかじめ主治医や医療機関で対応を決めて患者に説明する必要があります。シックデイ時の

表2 医療機関の受診が必要な場合

1. 下痢や嘔吐がはげしく半日以上続き、症状が改善しないとき
2. 24時間以上、ご飯が食べられない、または食べられる量が少ないとき
3. 38度以上の熱があるとき
4. 尿ケトン体強陽性、あるいは血糖値が350mg/dL以上のとき
5. 意識がもうろうとし、反応が鈍いなど、意識レベルの低下があるとき
6. インスリン注射量や内服薬の服薬量がわからないとき

対応は医療機関によって異なりますが、当院では表2のような場合は受診をすすめています。

また、ビグアナイド薬・SGLT2阻害薬を服用している患者には、シックデイ時は中止するように説明を行います。ほかの経口血糖降下薬を服用している患者には、そのときの状態により医師が中止または減量の判断を行います。インスリン療法中の場合は、持効溶解型インスリン製剤を使用している患者には勝手にインスリンを中止しないように説明し、超速効型・速効型インスリン製剤を使用している患者には血糖値や食事摂取量によりインスリン単位数を変更する場合があることを説明しています。

シックデイ時の対応は『糖尿病診療ガイドライン2016』[8]も参照してください。

ケアのポイント

■ セルフケア行動に影響を与えるアプローチ

セルフケア行動に影響を与える要因には「内的要因（心理的要因）」「外的要因（環境要因）」「強化要因（結果・報酬）」があり、これらは互いに影響を及ぼします。内的要因には自己効力感、ヘルスビリーフ、ヘルスローカスオブコントロール、感情、ストレスなどがあります。外的要因には治療環境、家族、合併症、治療法などがあげられます。

医療者の態度も外的要因の一つで、医療者は患者の自己管理能力を引き出せるように支援するべきであり、そのアプローチの一つにエンパワメント法があります。エンパワメントとは直訳すると「権限委譲・権限付与」であり、糖尿病療養指導の考え方としては、意思決定の主体は患者で、患者自身が問題点・目標を考え自己管理を行っていくものになります。そして医療者は、患者が自己管理を行えるように情報提供を行ったり支援をしたりしていきます。

■ エンパワメント法の進め方

エンパワメント法の基本はまず「聴く」ことで、患者の話を批判せずに中立的な立場で傾聴し、患者をあるがままに受け容れたうえで問題点を探っていきます。次に共感的理解を示して感情的問題を整理し、相手の表現を助け適切な質問をすることです。患者の話したことをくり返し、共感的理解を示し、感情を表出させてあげたり、ときには患者が話し終わった後に患者

の感じていることを医療者が要約し相手の表現を助けたり、患者のいいたいことが医療者に伝わっているか確認したりすることが大切です。場合によっては患者が感情を表出しやすい質問をする必要があります。

最後に実行可能な目標を一緒に考えて設定していきます。目標は具体的で客観的な評価ができ、そして70～80％達成可能な程度に設定し、定期的に評価・見直しをしていく必要もあります。

ファシリテーションのポイント

カンファレンスでは治療方針や目標を確認・共有し、多職種で意見を出し合うことで、新たな視点や気づきを見つけられます。そのためファシリテーターは、個々の意見を否定しない、させないといった、意見を出しやすくする雰囲気づくりをすることが必要です。

引用・参考文献

1) 日本循環器学会. 心筋梗塞二次予防に関するガイドライン（2011年改訂版）. 東京, 日本循環器学会, 2011, 81p. (http://www.j-circ.or.jp/guideline/pdf/JCS2011_ogawah_pdf). 2019年5月閲覧.
2) 日本高血圧学会高血圧治療ガイドライン作成委員会編. "臓器障害を合併する高血圧：心疾患". 高血圧治療ガイドライン2014. 東京, 日本高血圧学会, 2014, 64-7. (http://www.jpnsh.jp/data/jsh2014/jsh2014v1_1.pdf). 2019年5月閲覧.
3) UK Prospective Diabetes Study (UKPDS) Group. Intensive blood-glucose control with sulphonylureas or insulin compared with conventional treatment and risk of complications in patients with type 2 diabetes (UKPDS33). Lancet. 352(9131), 1998, 837-53.
4) Holman, RR. et al. 10-year follow-up of intensive glucose control in type 2 diabetes. N. Engl. J. Med. 359 (15), 2008, 1577-89.
5) Action to Control Cardiovascular Risk in Diabetes Study Group. et al. Effects of intensive glucose lowering in type 2 diabetes. N. Engl. J. Med. 358(24), 2008, 2545-59.
6) Ishii, H. et al. Improvement of glycemic control and quality-of-life by insulin lispro therapy Assessing benefits by ITR-QOL questionnaires. Diabetes Res. Clin. Pract. 81, 2008, 169-78.
7) 寺内康夫ほか. 経口治療薬服薬中の2型糖尿病患者の残薬に関する調査：残薬有無に影響する要因分析. 薬理と治療. 45 (11), 2017, 1763-73.
8) 日本糖尿病学会編・著. "糖尿病における急性代謝失調・シックデイ（感染症を含む）：シックデイにはどう対応するか?". 糖尿病診療ガイドライン2016. 東京, 南江堂, 2016, 462-3.

第5章 ライフスタイル別

1 進学に伴い、定期的に打てていた自己注射が不規則になった1型糖尿病患者

調剤薬局ミッテル開成店薬局長　菅原秀樹（すがわら・ひでき）
せいの内科クリニック院長　清野弘明（せいの・ひろあき）

患者紹介

Aさん：18歳、男性、大学生。

身体状況 身長173cm、体重65kg、HbA1c 8.8%。

現病歴 小学校6年生のころ1型糖尿病を発症した。大学進学を機に一人暮らしを始め、同時にそれまでのかかりつけのクリニックから紹介状を持参で転院。高校までは実家からの通学のため規則的な食事とインスリン自己注射が行えていたが、一人暮らしを始めて生活が不規則になり、インスリンの時間もばらつきが出るようになった。高校のころはHbA1c 7〜7.5%のあいだで推移していたが、大学入学以降、値は上昇し8%前後で推移。低血糖を起こす回数も増えているが、HbA1cはときに9%を超える値もある。身長は173cm、体重60kgとやや細身の体形であったが、少しずつ体重が増えて現在は65kg。

患者背景 中学校・高校と運動部に所属。高校は実家から学校に通っていたが、大学進学を機に一人暮らしとなり、このころから居酒屋でのアルバイトも始めた。食事の内容として、自炊はほぼせず外食、中食がほとんど。

処方薬 血糖降下薬：超速効型インスリン製剤、1日3回、朝・昼・夕食前。持効型溶解インスリン製剤、1日1回、就寝前。

🔎 カンファレンス

医師
Aさんは1型を発症して7年、今までは血糖コントロールはだいぶ安定して、体格的にもしっかり成長してきています。インスリンにも慣れていた様子でしたが、一人の生活になり親元を離れた解放感からか、生活が乱れているようです。それに伴って血糖コントロールも乱れてきていますね。

看護師
低血糖も増えているようです。アルバイトによって帰宅時間が不規則になっているのも影響がありそうですね。

医師
今までどおりの打ち方だけでは対応できなくなっているので、生活に合わせた打ち方を教える必要があります。今一度、打つタイミングの聞き取りを行う必要がありますね。

薬剤師
友人と一緒だと、インスリンを飛ばしたり、飲み会の後に打ったりする場合もあるみたいですね。

看護師
友人も変わり、糖尿病であるということがうまく伝えられたのかも気になりますね。なかなか難しい年頃ですからね……。

医師
もろもろ確認して、それでも血糖コントロールが安定せず、低血糖も減らなければ、薬剤の変更も検討しなければなりませんね。

■**1型糖尿病の病態と小児における目標値**

　1型糖尿病はインスリンを合成・分泌する膵ランゲルハンス島β細胞の破壊による内因性インスリン不足によって発症し、通常は絶対的なインスリン欠乏に陥ります。小児・思春期における糖尿病の治療目標は、非糖尿病患児と同等の発育と生活の質（quality of life；QOL）の確保であり[1]、普段の食生活や身体活動度、運動習慣とインスリン治療をうまく組み合わせて、病気と付き合いながら心身ともに成長発達し、社会人として自立できるように指導していくことです。

　HbA1cの目標値に関して小児期全般では7.5％未満となっています（**表1**）が、幼児期ではとくに低血糖の前兆などがわかりにくい場合、目標HbA1c値はやや高めに設定されることもあります。18歳以上であれば一般的に成人と同じ目標を適用しますが、その場合でも個々の状況（病気や治療の理解度、生活状況など）に応じた検討、目標値の設定が必要です。小児の場合は低血糖によって認知機能に障害をきたす報告もある[4]ため、まずは重症低血糖の危険を最小限にすることが優先されます。一方で、HbA1c 9％以上はハイリスクで「介入が必要」と定義されており、学童・思春期以降では血糖管理不良、または高血糖の持続がむしろ認知機能に関連するという[5]報告もあって、低血糖を避けさえすればよいというわけではありません。

■**1型糖尿病の薬物療法**

　治療方法に関しては、1型糖尿病であればインスリン療法が基本です。インスリン療法の基本は健常者にみられる血中インスリンの変動パターンをインスリン注射により模倣することにある[6]ため、1型糖尿病患者には強化インスリン療法が用いられるのが一般的です。強化インスリン療法とはインスリンの頻回注射、または持続皮下インスリン注入（continuos

表1 血糖コントロールの目標値（文献2、3より引用改変）

コントロールの水準	理想 (非糖尿病)	適切	不適切 (介入提議)	ハイリスク (介入必要)
臨床的評価				
高血糖	高血糖なし	無症状	多飲、多尿、夜尿	視力障害、体重増加不良、発育不良、思春期遅延、学校出席不良、皮膚または外陰部感染、血管合併症の所見
低血糖	低血糖なし	軽度の低血糖 重症低血糖なし	重症低血糖の発生 (意識障害、痙攣)	
生化学的評価				
SMBG値 (mg/dL) 　早朝、食前	65〜100	90〜145	>145	>162
PG (mg/dL) 　食後PG 　就寝時PG 　夜間PG	80〜126 80〜100 65〜100	90〜180 120〜180 <80〜161	180〜250 <120 or 180〜200 <75 or >162	>250 <80 or >200 <70 or >200
HbA1c (%)	<6.05	<7.5	7.5〜9.0	>9.0

1) 示した目標値はガイドラインとしての値であり、重症低血糖や頻回の軽度〜中等度の低血糖を起こさず、できるかぎり正常血糖に近い血糖値を達成するよう各症例に適した目標値をもつべきである。
2) 示した目標値は、重症低血糖の既往や無自覚性低血糖の有無などの要因により、各症例で調整されるべきである。
3) PGはSMBGによる血漿血糖値である。

subcutaneous insulin infusion；CSII）に血糖自己測定（self-monitoring of blood glucose；SMBG）を併用し、医師の指示に従って患者自身がインスリン注射量を決められた範囲内で調整しながら良好な血糖コントロールを目指す療法です。

頻回注射の場合、基礎インスリン分泌を中間型または持効型溶解インスリン製剤で、追加インスリン分泌を速効型または超速効型インスリン製剤で補います（図）。治療法の選択に関しても、各年代の特徴を理解し、本人の実生活を把握したなかで薬剤の選択、注射方法を指導する必要があります。

■1型糖尿病の食事療法・生活の指導

食事療法のポイントは、正常な発育のための必要十分なエネルギーの摂取、重症低血糖を避けることがあげられますが、患者個人に合ったインスリン療法があってはじめて可能となります[8]。必要摂取エネルギー表[9]や「性別、年齢別、身長別の標準体重」の表[10]をもとに、バランスのとれた食事の質を保持することの大事さや、栄養素の種類による血糖の上がり方の違いを改めて指導、確認することも重要です。

思春期以降では、それまである程度、家族のもとで管理されていた食事、生活リズムのなか

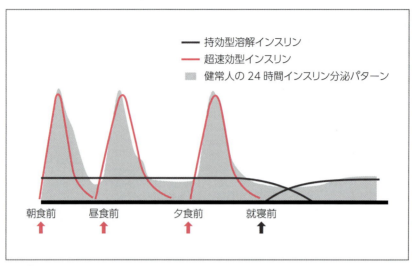

図 強化インスリン療法パターン（持効型溶解＋超速効型の例）（文献7より引用改変）

では行えていたインスリン治療が、生活環境、生活リズムの変化に対応できずに糖尿病管理が難しくなるケースがあります。また、小児期までは血糖コントロールがまずまずであっても、思春期に至るとともに心身両面において問題が表面化し、対応が難しくなるケースもあります[11]。身体面でいえば、思春期にはインスリン拮抗ホルモンである性ホルモンや成長ホルモンなどの分泌が増え、その影響でインスリン抵抗性が増したり、食欲が増したりします。精神面であれば「周りとの比較」や「周りの目」を意識し、悩み始めます。以上を踏まえ、食生活、心理面の課題をケアし、まずは普段の行動パターンを改善し、それでも難しい場合はインスリン治療の方法、薬剤の選択などの見直しに移行します。

実際のかかわり・ケア 〜食事・生活リズム・心理面の管理

　糖尿病は「患者自身が主治医」といわれるくらい、セルフケアが重要な疾患です。しかし、小児・思春期の患者にとって「将来の合併症予防のために、今がまんをして良好な血糖コントロールに努める」というのはかなり困難な作業であることを、糖尿病治療にかかわるスタッフは理解しておく必要があります[12]。無理な強要は、当初うまくいったとしても、ちょっとした躓きから自己評価が低下し、自己嫌悪を抱くようになり、さらには無理なことを求める医療者に対して不信感が生まれたり、セルフケアを放棄したりすることに繋がりかねません[12]。そうならないように患者の心理的発達段階を見極め、焦らずに、時間をかけて自己管理について面談時に説明していくことが重要です。

看護師
大学では、1型糖尿病であることをオープンにしているのですか？

患者
中学校、高校には小学校からの友人がいて「俺が注射を打ってる」って知ってる友だちが何人か周りにいたから自然と理解してもらえたけど、大学に来てそれを知ってる人はいないです。インスリンは大事だし、いわなきゃとは思うんだけど、それで今までの関係が崩れるのはいやだなぁ……。

看護師
それでは、注射を打つときはどうしているの？

患者
友だちに注射を打ってることをいっていないから、食事をするときにバレるのがいやなので、打たない場合もあります……。

看護師
そういったときは食べる量を減らすとか、調整しているのですか？

患者
いや、最近食欲も増してきて、ついたくさん食べちゃいます。

　この年代の友人関係でいえば、同じような価値観や興味をもった仲間のグループを求める傾向がありますが、そのなかでインスリン注射、食事管理など「自分が仲間と違う」と意識させられることがあります。そこから相手に「『自分は違うんだ』という目で見られたくない」という考えが出てくるのは自然なことであり、「糖尿病管理を犠牲にしてでも仲間との一体感をもちたい」と行動したとしても、不思議ではありません。上記のAさんのような発言に対して、頭ごなしに「周りに伝えなきゃだめだよ」といったところで、すぐに行動に移す可能性は低いです。そればかりか、「この人は全然わかってくれない」と心を閉ざす場合もあるでしょう。

　また、思春期はただでさえ食欲が増す時期であるうえ、インスリンを打つことで体重が増えるため、インスリンを抜いたり、減らしたりする「インスリンオミッション」と呼ばれるような行動をとる場合があります。インスリンオミッションは将来の合併症発症に大きな影響を及ぼします[13]。このような好ましくない状態が続く場合は、医療者側の「こうしてほしい」という考えを極力抑え、相手の思いを認め、気持ちを大事にしながら治療に対する意欲を引き出す「動機づけ面接」のような手法を用いるのも一つの手段であり、意識の変化と行動変容を根気よく見守ることが大事です。

実際のかかわり・ケア〜注射方法

　思春期の強化インスリン療法における1日当たりの総インスリン使用量は、体重1kg当たり0.5〜1.5単位であり、基礎インスリンと追加インスリンの比率は基礎インスリンが30〜40％になります。しかし思春期は先に書いたように、おもに成長ホルモンの分泌によってインスリン抵抗性が増大し、1kg当たりのインスリン使用量は増えることが多くあります[14]。

患者
さすがに何回もインスリン飛ばすわけにはいかないのはわかってるんですよね。なのでなるべくは打ちます。

看護師
ちゃんとしたいと心がけてるのですね。

患者
けど、インスリンを打ったとしても、周りにバレるのがいやだからすぐすませたい……。だから結局SMBGもほとんどしないで、ササッとすませちゃいます。

看護師
それだと、血糖値が高くなってしまうのではないですか？

患者
家に帰って血糖を測って、高いときには慌てて追加で打って……その後は低血糖、のくり返しです。

　インスリンの調節方法には、SMBGで得た血糖値の情報から「責任インスリン」にもとづき投与量を遡及的に決定する「アルゴリズム法」と、SMBGの測定値に対応してインスリン量を決定する「スライディングスケール法」があります。スライディングスケール法は、いわゆる「短期的な視野」による調整であり、血糖値の上下が激しいときに用いられます。簡便な方法ではありますが血糖上下の要因は考慮していないため、実際のインスリン分泌モデルと乖離したインスリン投与となり、長期的にみると血糖コントロールに逆効果になる場合があります。一方、アルゴリズム法は「長期的な視野」による調整であり、血糖変動の原因を考えてインスリン量をコントロールしますが、そのためにはある程度食事療法や生活リズムが適切であることが重要です。両コントロール法のよい点を組み合わせて療養することが大事ですが、日常的にはアルゴリズム法で管理することが推奨されています。

　近年、超速効型インスリン製剤が食直前に使用されるようになり、追加インスリンの必要量の計算にはカーボカウント法が有用といわれています。カーボカウント法の計算にはインスリン／カーボ比やインスリン効果値といった指標が用いられます。ただしカーボカウント法自体

は「食後の血糖上昇は大部分が炭水化物に影響される」という考えにもとづくものですので、たんぱく質や脂質が時間差で血糖に影響した場合のインスリン量と食後血糖の変動に関心をもつよう指導することも重要です[15]。

看護師
少しその場から離れて注射する、というのは難しいですか？

患者
みんなと楽しく遊んでるときに、その場を抜けて注射を打つのが面倒だし、場の雰囲気を壊しそうで……。

看護師
自宅以外で低血糖になってしまったら、どうしているの？

患者
バイト中も低血糖気味で、バックヤードで休憩することもあります。

　強化インスリン療法を行っても血糖のコントロールがうまくいかない場合、または強化インスリン療法が適切に行えない場合に、CSIIを導入することで手軽に追加インスリンが打て、生活の自由度を保ちながら血糖コントロールがうまくいくことがあります。また、インスリンポンプとリアルタイムCGMを一体化したSAP（sensor augmented pump）療法で学童・思春期のHbA1cが改善した例もあり[16]、検討の対象となりえます。しかし思春期の男児はポンプを常時装着することの煩わしさから嫌がる場合も多い[17]ため、しっかりと話し合い、同意のもとで行うことが望ましいでしょう。

🔍 その後の経過

■ 薬剤の選定

　インスリンが注射製剤であるのは、51個のアミノ酸から構成されているため、内服では消化管で分解され効果が発揮されなくなるからです。アミノ酸配列を変えるなど構造式を変更することで作用発現時間、持続時間などが変わり、「超速効型」「持効型溶解」など分類が変わります[18]（**20ページ図**を参照）。また、同じ分類のなかでもそれぞれ特徴が異なるため、細かい使い分けが可能となります。たとえば、「インスリンリスプロ」「インスリングルリジン」は最大作用発現時間や作用発現時間が短く、「インスリンアスパルト」は比較的長めに食後血糖をカバーできます。

　持効型溶解であれば「gla-300（ランタス®XR）」は「gla-100（ランタス®）」よりピークがなく、効き目が長いため、低血糖を起こしにくく、よりタイトに用量の調節が可能となります。

今後、生活行動パターンなどを改善しても血糖コントロールが不安定であれば、薬剤の変更も解決手段としてとりうる選択肢です。

■ **金銭的な面での課題**

小児糖尿病の場合は、小児慢性特定疾病対策として医療費の自己負担分に補助が出ます。対象は18歳未満の児童ですが、18歳到達時点において本事業の対象になっており、かつ18歳到達後も引き続き治療が必要と認められる場合には、20歳未満の者も対象とされます[19]。しかし、20歳以降は実費での負担となり、負担が急に大きくなります。インスリンの負担も大きいのですが、CSIIやSAPを行っている場合、負担はさらに多くなります。そのような場合、CSIIやSAPからインスリンの頻回注射に変更したり、頻回注射の場合はプレフィルド製剤からカートリッジ製剤へ変更するケースもあります。血糖コントロールは大事ですが、いかに続けられるかも大切です。個々の状況に応じた対応が必要になってきます。

ケアのポイント

思春期は、血糖コントロール管理に必要な自己管理行動を適切に行うことが難しくなる年代です。自己管理行動を実施することに対してポジティブに捉えられる患者においては、セルフエフィカシー（自己効力感）が高い傾向にあり自己管理行動遂行度も高くなります。自己管理行動遂行度とHbA1cは負の相関関係が示されていることから、自己管理行動に対するセルフエフィカシーの重要性が示唆されています[20]。つまり、まずは「自分は必要な行動をとって、結果を出せる」と考えられるような成功体験を得られるように導くことがケアのポイントであり、それでも血糖コントロールが困難な場合に、薬剤や治療法の変更にもっていく流れがよいと思われます。

ファシリテーションのポイント

思春期という時期には、本音を隠すことも少なくありません。医療者は、得た情報を患者本人が「本音で話しているか」「なぜそのような行動をしているのか」「意図していることは何か」を考えながら、思い込みの視点をもたず、公平な視点で物事を判断し、方針を決めていくことが大事です。

引用・参考文献

1) 日本糖尿病学会編・著. "小児・思春期における糖尿病". 糖尿病治療ガイド2018-2019. 東京, 文光堂, 2018, 98.
2) 日本糖尿病学会編・著. "小児・思春期1型糖尿病をどのように治療するか?". 糖尿病診療ガイドライン2016. 東京, 南江堂, 2016, 393.

3) Rewers, MJ. et al. ISPAD Clinical Practice Consensus Guidelines 2014. Assessment and monitoring of glycemic control in children and adolescents with diabetes. Pediatr. Diabetes. 15(Suppl 20), 2014, 102-14.
4) Hershey, T. et al. Frequancy and timing of seven hypoglycemia affects spatial memory in children with type 1. Diabetes Care. 28(10), 2005, 2372-7.
5) Musen, G. et al. Impact of diabetes and its treatment on cognitive function among adolescents who participated in Diabetes Control and Complications Trial. Diabetes Care. 31(10), 2008, 1933-8.
6) 日本糖尿病学会編・著. "インスリン療法". 前掲書1). 61.
7) Leahy, JL. "Intensive insulin therapy in type 1 diabetes mellitus". Insulin Therapy. Florida, CRC Press, 2002, 87-112.
8) American Diabetes Association. Standards of medical care in diabetes -2009. Diabetes Care. 32(suppl), 2009, S13-S61.
9) 厚生労働省. "参考表　推定エネルギー必要量(kcal/日)". 「日本人の食事摂取基準(2015年版)」策定検討会報告書. 2016, 73. (https://www.mhlw.go.jp/file/05-Shingikai-10901000-Kenkoukyoku-Soumuka/0000114399.pdf). 2019年6月閲覧.
10) 日本学校保健会. "栄養状態". 児童生徒の健康診断マニュアル(改訂). 東京, 日本学校保健会, 2006, 41-2.
11) 瀧井正人. 思春期と"こころ"の問題. 糖尿病学の進歩2001. 2001, 243-6.
12) 瀧井正人. 思春期糖尿病の治療を困難にさせている患者の心の問題. プラクティス. 19(6), 2002, 653-60.
13) Takii, M. et al. The duration of seven insulin omission is the factor most closely associated with the microvascular complications of type 1 diabetic females with clinical eating disorders. Int. J. Eat. disord. 41(3), 2008, 259-64.
14) 日本くすりと糖尿病学会編. "インスリン療法". 糖尿病の薬学管理必携：糖尿病薬物療法認定薬剤師ガイドブック. 東京, じほう, 2017, 326.
15) 小児慢性特定疾病情報センター. 1型糖尿病. (https://www.shouman.jp/disease/details/07_01_001/). 2019年6月閲覧.
16) 日本糖尿病学会・日本小児内分泌学会編・著. 小児・思春期糖尿病コンセンサスガイドライン. 東京, 南江堂, 2015, 328p.
17) 川村智行. 小児・思春期の1型糖尿病. 内科. 119(1), 2017, 73-6.
18) 松本晃一. "インスリン". 前掲書14). 168.
19) 小児慢性特定疾病情報センター. 医療費助成. (https://www.shouman.jp/assist/outline#contents01). 2019年6月閲覧.
20) 関口真有ほか. 児童青年期の1型糖尿病患者の血糖コントロールに影響を与える心理学的要因の検討. Jpn. J. Psychosom. Med. 57(10), 2017, 1046-55.

第5章 ライフスタイル別

2 妊娠希望／妊娠中の糖尿病患者

医療法人徳洲会仙台徳洲会病院薬剤部　**佐藤恵理子**（さとう・えりこ）
医療法人徳洲会仙台徳洲会病院薬剤部薬剤部長　**尾形勉**（おがた・つとむ）
医療法人徳洲会仙台徳洲会病院糖尿病・代謝内科部長　**福澤正光**（ふくざわ・まさみつ）

患者紹介

Aさん：30歳、女性、主婦。

身体状況　身長160cm、体重52kg、HbA1c 7.8％。

現病歴　16歳で1型糖尿病を発症。1年半前に夫の転勤に伴い引っ越して、近医内科を定期受診していたが、妊娠希望あり紹介受診となる。

処方薬　血糖降下薬：インスリンアスパルト（ノボラピッド®注フレックスタッチ®）、朝8単位-昼6単位-夕8単位、1日3回、朝・昼・夕食直前。インスリンデグルデク（トレシーバ®注フレックスタッチ®）、1回8単位、1日1回、就寝前。

🔴 カンファレンス

　Aさんは、計画妊娠が必要という話は聞いていましたが、なぜ必要かはよくわかっていません。また、ここ2年は糖尿病合併症の検査は受けていませんでした。

医師
挙児希望の1型糖尿病の患者です。糖尿病患者が妊娠を希望した場合は、胎児の先天異常の予防と母児の合併症を予防するために、計画妊娠が必要です。血糖コントロールはHbA1c 7.0％未満を目標としていきます。妊娠を機に合併症が発症・進行することがあるため、妊娠前に合併症の状態を評価しておくことも重要です。合併症の状態によっては、妊娠を許可できない場合もあります。

薬剤師
インスリン製剤は、妊娠前から母児に対して安全性や有用性について報告がある製剤への切り替えが推奨されます。超速効型インスリン製剤のインスリンアスパルトは安全性や有用性に関する報告がありますが、持効型溶解インスリン製剤のインスリンデグルデクは安全性や有用性に関する報告がまだ少ない現状

にあるため、インスリンデグルデクから安全性の報告が多いインスリンデテミルへの切り替えが望ましいかと考えます。インスリン使用歴も長くなってきているため、手技や注射部位の確認をしていきます。

看護師
妊娠希望があるので、治療に対するモチベーションは高いと感じました。ただ、計画妊娠についてはあまり理解していないようです。Aさんの思いを聞きながら、計画妊娠の必要性を理解してもらうようにします。

　妊娠中の糖代謝異常には、糖尿病合併妊娠、妊娠中のあきらかな糖尿病、妊娠糖尿病（gestational diabetes mellitus；GDM）の3つがあります。Aさんは妊娠前より1型糖尿病を発症しているため、糖尿病合併妊娠です。妊娠糖尿病とは、妊娠中に初めて発見または発症した糖尿病に至っていない糖代謝異常と定義され、妊娠中のあきらかな糖尿病、糖尿病合併妊娠は含めません。日本産科婦人科学会が推奨している妊娠初期と妊娠中期のGDMスクリーニング陽性者に対し、75gOGTTを施行した場合には、妊娠糖尿病の頻度は7～8％程度になるとされています[1]。妊娠糖尿病では食事療法を行っても目標とする血糖値にコントロールできない場合、インスリン療法を行います。出産後はインスリン注射が不要となることが多いのですが、メタアナリシスでは妊娠糖尿病妊婦は耐糖能が正常な妊婦と比較すると、将来糖尿病となる確率は7.43倍とされています[2]。わが国においては、産後に糖代謝異常が正常化した症例の20％が糖尿病に進行したという報告があります[3]。そのため、出産後も定期的に検査を受け、食事や運動に気をつけていかなければならないことを指導する必要があります。

💊 実際のかかわり・ケア〜妊娠前の管理

看護師
Aさんは定期的に病院を受診していますね。今回妊娠希望を申し出てもらえたこともすばらしいです。先生からも話があったように、Aさんとこれからできるお子様の合併症を防ぐためには、妊娠前からの血糖コントロールがとても大切です。なにか不安に思うことはないですか？

患者
はい。計画妊娠がなぜ必要かよくわかっていませんでした。血糖値が下がると妊娠しやすくなるのかと思っていました。これからできる赤ちゃんのためでもあるのですね。早く妊娠したいのでがんばります。

薬剤師
妊娠に向けて、より安全性に関して報告があるインスリンに変更となりました。

インスリンを使用していてなにか不安に思うことはありませんか？注射部位にしこりができたりすると、インスリンが効きにくくなってしまうことがあります。インスリン製剤も変更になるので、念のため手技の確認をしてみませんか？

患者
はい。注射回数が多いので、ついつい同じ場所に注射してしまいます。そういえば、少しお腹の皮膚に固いところがあるかも。お腹を広く使って注射するようにします。新しいインスリンも使い方は同じですね。

　Aさんには、計画妊娠の必要性を理解してもらえたようです。インスリン注射の手技や食生活に大きな問題はなかったため、持効型溶解インスリン製剤をインスリンデテミルに切り替え、血糖コントロールしていくことになりました。

■ **妊娠前の血糖コントロール目標**
　母体の血糖コントロール不良は流産や児の先天異常のリスクを増加させ[4,5]、児の先天異常には器官形成期の高血糖が影響します（図）。そのため、妊娠前からの厳格な血糖コントロールが必要です。妊娠前の血糖コントロールとしてはHbA1c 7.0％未満が目標ですが、HbA1c 6.5％未満が理想とされます[7]。

■ **妊娠前の合併症管理**
　妊娠・出産に伴い糖尿病網膜症が悪化することがあります[8]。単純網膜症では妊娠を避ける必要はありませんが、網膜新生血管、黄斑浮腫などが指摘された場合は、網膜光凝固など眼科での管理が必要となります。また、糖尿病網膜症がある場合は定期的に眼科を受診する必要が

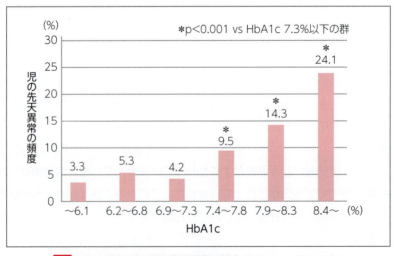
図 HbA1c別にみた児の先天異常の頻度（文献6より引用改変）

あります。

糖尿病腎症合併妊娠は、母体において妊娠高血圧症候群、早産、腎機能悪化、胎児では発育不全などのリスクが高くなります[9]。そのため、病期は糖尿病腎症第1期または第2期までであることが望ましいとされています。糖尿病腎症第3期となると、母体の安全を考慮し妊娠を勧めない場合もあります（表1）。

■ **妊娠前の薬物療法**

現時点では、妊娠を希望する糖尿病患者の薬物療法は原則インスリン療法のみが適応となります。内服に関しては原則禁忌ですが、メトホルミン塩酸塩はインスリン抵抗性に関連する多嚢胞性卵巣症候群（polycystic ovary syndrome；PCOS）に対する治療にのみ、適応外で使用されることもあります。米国では妊娠糖尿病（GDM）にスルホニル尿素（SU）薬のグリベンクラミドが選択されることもありますが、わが国においては禁忌となります。インスリンにおいても、製剤によっては安全性が確立されていないものもあるため、安全性と有効性を評価し妊娠前より切り替えを進めていきます（表2）。

表1 糖尿病患者妊娠の許容条件（文献10を一部改変）

血糖コントロール	HbA1c 7.0％未満
糖尿病網膜症	合併症なし、良性網膜症（福田分類）に安定
糖尿病腎症	糖尿病腎症第2期（微量アルブミン尿）まで

表2 血糖降下薬の添付文書上の記載（2019年7月現在：最新の添付文書で確認のこと）

分類名	一般名	商品名	添付文書上の記載（妊婦への投与）
速効型インスリン	生合成ヒト中性インスリン	ノボリン®R	慎重投与
超速効型インスリン	インスリンアスパルト	ノボラピッド®	慎重投与
	インスリンリスプロ	ヒューマログ®	慎重投与*
	インスリングルリジン	アピドラ®	慎重投与*
中間型インスリン	生合成ヒトイソフェンインスリン	ノボリン®N	慎重投与
持効型溶解インスリン	インスリングラルギン	ランタス® ランタス®XR インスリングラルギンBS	慎重投与*
	インスリンデグルデク	トレシーバ®	慎重投与*
	インスリンデテミル	レベミル®	慎重投与*

分類名	一般名	商品名	添付文書上の記載（妊婦への投与）
混合型インスリン	二相性プロタミン結晶性インスリンアスパルト	ノボラピッド®30ミックス	慎重投与*
		ノボラピッド®50ミックス	慎重投与*
		ノボラピッド®70ミックス	慎重投与*
	インスリンリスプロ混合製剤	ヒューマログ®ミックス25	慎重投与*
		ヒューマログ®ミックス50	慎重投与*
	生合成ヒト二相性イソフェンインスリン	ノボリン®30R	慎重投与
	インスリンデグルデグ・インスリンアスパルト	ライゾデグ®	慎重投与*
GLP-1受容体作動薬	リキシセナチド	リキスミア®	インスリンへ変更
	リラグルチド	ビクトーザ®	インスリンへ変更
	エキセナチド	バイエッタ®、ビュデュリオン®	インスリンへ変更
	デュラグルチド	トルリシティ®	インスリンへ変更
	セマグルチド	オゼンピック®	インスリンへ変更

＊妊娠中の投与に関する安全性は確立していない

分類名	一般名	商品名	添付文書上の記載（妊婦への投与）
スルホニル尿素薬	グリクラジド	グリミクロン®	禁忌
	グリベンクラミド	ダオニール®、オイグルコン®	禁忌
	グリメピリド	アマリール®	禁忌
速効型インスリン分泌促進薬	ナテグリニド	ファスティック®、スターシス®	禁忌
	ミチグリニドカルシウム水和物	グルファスト®	禁忌
	レパグリニド	シュアポスト®	禁忌
ビグアナイド薬	ブホルミン塩酸塩	ジベトス®	禁忌
	メトホルミン塩酸塩	グリコラン®、メトグルコ®	禁忌

分類名	一般名	商品名	添付文書上の記載（妊婦への投与）
α-グルコシダーゼ阻害薬	アカルボース	グルコバイ®	禁忌
	ミグリトール	セイブル®	禁忌
	ボグリボース	ベイスン®	有益性投与
チアゾリジン薬	ピオグリタゾン塩酸塩	アクトス®	禁忌
DPP-4阻害薬	ビルダグリプチン	エクア®	禁忌
	シタグリプチンリン酸塩水和物	ジャヌビア®、グラクティブ®	有益性投与
	アログリプチン安息香酸塩	ネシーナ®	有益性投与
	リナグリプチン	トラゼンタ®	有益性投与
	テネリグリプチン臭化水素酸塩水和物	テネリア®	有益性投与
	アナグリプチン	スイニー®	有益性投与
	サキサグリプチン水和物	オングリザ®	有益性投与
	トレラグリプチンコハク酸塩	ザファテック®	有益性投与
	オマリグリプチン	マリゼブ®	有益性投与
SGLT2阻害薬	イプラグリフロジンL-プロリン	スーグラ®	インスリンへ変更
	ダパグリフロジンプロピレングリコール水和物	フォシーガ®	インスリンへ変更
	ルセオグリフロジン水和物	ルセフィ®	インスリンへ変更
	トホグリフロジン水和物	アプルウェイ®、デベルザ®	インスリンへ変更
	カナグリフロジン水和物	カナグル®	インスリンへ変更
	エンパグリフロジン	ジャディアンス®	インスリンへ変更

　また、糖尿病腎症や高血圧合併症例ではアンジオテンシン変換酵素（ACE）阻害薬やアンジオテンシンⅡ受容体拮抗薬（ARB）が投与されている場合もありますが、妊婦には禁忌となります。同様に脂質異常症改善薬のスタチン系薬、フィブラート系薬剤も禁忌となります（表3）。

■ 合併症精査の結果

　糖尿病合併症精査を行ったところ、糖尿病網膜症は単純網膜症、糖尿病腎症は第1期にあるとわかりました。そして4か月後にHbA1cは6.8％と妊娠許容範囲になり、1年後に妊娠となりました。

表3 妊娠前に見直しが必要な薬剤

経口血糖降下薬	原則中止しインスリン製剤へ切り替え
インスリン製剤	個別に判断
GLP-1受容体作動薬	中止しインスリン製剤へ切り替え
降圧薬	アンジオテンシン変換酵素阻害薬、アンジオテンシンⅡ受容体拮抗薬は中止
脂質異常症改善薬	スタチン系薬、フィブラート系薬は中止

実際のかかわり・ケア～妊娠後の管理

■ 妊娠中の血糖コントロール目標（表4）

　妊娠中の血糖コントロール指標としてHbA1c、およびグリコアルブミン（glycated albumin；GA）が使用されます。HbA1cは1～2か月の血糖コントロールの指標ですが、妊娠期は鉄欠乏が値に影響を及ぼすため、2～3週間の血糖コントロール指標であるGAが指標として用いられます。ただし、GAは肥満妊婦では低値となることがあるため注意が必要です。

■ 妊娠中の必要エネルギー量（表5）

　母体の高血糖状態は巨大児などの種々の胎児・新生児合併症の原因となり、母体の妊娠高血圧症候群や糖尿病合併症の悪化をひき起こす原因となります。また、過度の糖質制限により糖尿病ケトアシドーシスをひき起こしてしまうこともあります。そのため、必要なエネルギー量を確保・配分していく必要があります。

■ 妊娠初期

　妊娠初期は、つわり（妊娠悪阻）の影響で食事量が不安定となり、低血糖を起こしやすくなります。そこで、低血糖の予防や対策について指導していきます。

患者
つわりがひどくて、あまり食事がとれていません。

看護師
つわりはつらいですよね。食事をとっても、吐いてしまうと低血糖を起こす可能性があります。血糖値もこまめに測定してもらいたいのですが、測定は負担になっていませんか？

患者
血糖測定はできます。測定しないと自分でも不安になるので。

表4 妊娠中の血糖目標値（文献11を参考に筆者作成）

空腹時血糖値	70～100mg/dL
食後2時間血糖値	120mg/dL未満
HbA1c	6.2％未満
グリコアルブミン（GA）	15.8％未満

表5 妊娠時の推奨摂取エネルギー量（文献11を参考に筆者作成）

	妊娠初期	妊娠中期	妊娠後期
非妊娠時BMI＜25kg/m²	標準体重×30＋50（kcal）	標準体重×30＋250（kcal）	標準体重×30＋450（kcal）
非妊娠時BMI≧25kg/m²	妊娠全期間を通じて標準体重×30（kcal）		

薬剤師
インスリンの注射は調節できていますか？ シックデイのときの対応と同じです。食事摂取量をみてインスリン量を調節してください。低血糖を防ぐために、食事ができるかどうかわからないときは、超速効型インスリンは食後に打ってくださいね。

管理栄養士
なにか少しでも食べられそうなものはありますか？ 口当たりのよい、好きなもので構いません。食べたものの糖質量をみて、インスリン注射をしていきましょう。

患者
はい。好きなものでよいのですね。血糖値がすぐに上がってしまうものはだめかと思っていました。

　つわりで思うように食事がとれないと、場合によっては点滴が必要となることもあります。妊娠初期に低血糖の予防や対処法について指導しておくことは重要です。患者の状況を聞き取り、適切に対処していきましょう。

■ **妊娠中期**

患者
インスリン量が増えました。こんなにインスリンを注射しても大丈夫でしょうか？ 食べすぎてはいないと思います。今までがんばってきたのに……。

看護師
妊娠中期以降からはインスリンが効きにくい状態になるので、必要なインスリンは増えるものです。心配はいりませんよ。

薬剤師
妊娠中期以降はインスリン必要量が1.5〜2倍程度に増えるものなのです。食事量を減らす必要もありません。食事量を減らしてしまうとケトアシドーシスをひき起こしてしまうことがあります。必要なインスリンは補充していきましょう。

患者
安心しました。妊娠前から食事療法もがんばってきたのにインスリンが増えて、糖尿病が悪化したのかと思いました。

　妊娠中期に入ると、インスリン抵抗性の増大によってインスリン必要量が増えてきます。妊娠中期以降はヒト胎盤性ラクトゲン（hPL）などのホルモンの影響によってインスリン抵抗性が亢進するのです。そのため妊婦は不安になることがあります。妊娠中期以降は必要なインスリン量が増えることを、あらかじめ説明しておきましょう。

■ **妊娠後期**

　出産へ向けてのラストスパートです。出産後はインスリン必要量が減ることも、あらかじめ説明しておきましょう。

薬剤師
注射をしていて、なにか不安はありませんか？ お腹が大きくなっているので、へその周りは避けて注射してくださいね。お腹への注射が不安になってきたら二の腕や太腿、お尻に注射してもよいですよ。

患者
実は、お腹の皮膚が薄くなってきたので、注射するのは怖いなって思っていました。太腿に注射してみます。

看護師
出産後は必要なインスリン量が減るので、そのままの単位数を注射すると低血糖を起こしてしまいます。覚えておいてくださいね。

　妊娠後期において、とくに痩せ型の妊婦では、腹部の皮膚の厚さが2mm程度であることも少なくないとされています[12]。そのため、4mmの注射針を使用していても筋肉注射となる可能性があります。腹部に注射をする場合は、皮膚のつまみ上げを行うとよいでしょう。安心し

て適切なインスリン量を打てるよう、インスリンの注射部位は腹部にこだわる必要はありません。

出産後は必要なインスリン量は少なくなります。妊娠時の3分の1～2分の1量に、徐々に減量していく必要があります。

Aさんはその後39週で出産しました。

その後の経過

授乳中や授乳後には低血糖を起こしやすくなるため、補食をとる必要があります。授乳期に必要なエネルギー量は＋350kcal[13]とされています。授乳前の補食としては炭水化物を含むものがよいでしょう。

子育て中は忙しくて自身の体調は後回しになってしまうことがあるため、子どもを育てていくうえでは母親の健康も大切であることを理解してもらうようにしましょう。授乳期においても薬物療法はインスリン製剤の使用が原則となります。

ケアのポイント

妊娠希望の糖尿病患者は治療に対するモチベーションが高い傾向にあります。しかし、妊娠中はつわりや必要インスリン量の増加などによって戸惑いや不安が生じ、精神的にも不安定になりがちです。ときに「生まれてくる子どものために血糖値を下げなければならない」という思いから食事量を減らしてしまい低血糖をくり返したり、過度の糖質制限によりケトーシスやケトアシドーシスをひき起こしたりしてしまうこともあります。妊娠各期に応じて患者に必要な情報を提供し、気持ちに寄り添い、支えていきましょう。

ファシリテーションのポイント

糖尿病患者の計画妊娠・出産には、厳格な血糖コントロールが必要となります。そのため、患者にエネルギー摂取の方法や必要インスリン量を理解してもらわなければなりません。妊娠期間中は自分のためだけではなく、生まれてくる子どものために血糖コントロールが必要であるということを理解してもらえると、患者のモチベーションも高くなります。情報を共有しながら、多職種で患者を支えていきます。

> 引用・参考文献

1) 日本糖尿病・妊娠学会編. "妊娠糖尿病とは?". 妊婦の糖代謝異常 診療・管理マニュアル. 改訂第2版. 東京, メジカルビュー社, 2018, 56-8.
2) Bellamy, L. et al. Type 2 diabetes mellitus after gestational diabetes : a systematic review and meta-analysis. Lancet. 373(9677), 2009, 1773-9.
3) 中林正雄ほか. 他施設における妊娠糖尿病の新しい診断基準を用いた臨床統計. 糖尿病と妊娠. 11(1), 2011, 85-92.
4) Ray, JG. et al. Preconception care and the risk of congenital anomalies in the offspring of women with diabetes mellitus : a meta-analysis. QJM. 94(8), 2001, 435-44.
5) Macintosh, MC. et al. Perinatal mortality and congenital anomalies in babies of women with type 1 or type 2 diabetes in England, Wales, and Northern Ireland : population based study. BMJ. 333(7560), 2006, 177.
6) 末原節代ほか. 当センターにおける糖代謝異常妊婦の頻度と先天異常に関する検討. 糖尿病と妊娠. 10(1), 2010, 104-8.
7) 日本糖尿病学会編・著. "糖尿病患者の妊娠前管理・治療はどのように行うか?". 糖尿病診療ガイドライン2016. 東京, 南江堂, 2016, 371-3.
8) Chew, EY. et al. Metabolic control and progression of retinopathy. The Diabetes in Early Pregnancy Study. National Institute of Child Health and Human Development Diabetes in Early Pregnancy Study. Diabetes Care. 18(5), 1995, 631-7.
9) Ekbom, P. et al. Pregnancy outcome in type 1 diabetic women with microalbuminuria. Diabetes Care. 24(10), 2001, 1739-44.
10) 日本糖尿病学会編・著. "糖尿病と妊娠". 糖尿病専門医研修ガイドブック. 改訂第7版. 東京, 診断と治療社, 2017, 359.
11) 日本糖尿病学会編・著. "糖代謝異常妊婦の血糖コントロールをどのように行うか?". 前掲書7), 377-9.
12) 朝倉俊成ほか. "妊婦". 糖尿病治療のための注射手技マニュアル：スタッフのよりよい指導を目指して. 東京, 南江堂, 2013, 109-10.
13) 厚生労働省. "授乳婦". 「日本人の食事摂取基準(2015年版)」策定検討会報告書. 2016, 349-51. (https://www.mhlw.go.jp/file/05-Shingikai-10901000-Kenkoukyoku-Soumuka/0000114399.pdf). 2019年6月閲覧.

第 5 章 ライフスタイル別

3 認知症のために長年できていた自己注射の継続が困難になった患者

下越病院薬剤課課長　長井一彦（ながい・かずひこ）

患者紹介

Aさん：80代、男性。

身体状況　身長165.2cm、体重43.2kg、体温35.5℃、血圧108/54mmHg、チアノーゼ+、振戦+、意識レベルJCS-3、血清尿素窒素（BUN）43.5mg/dL、血清クレアチニン（Cre）1.7mg/dL、ナトリウム（Na）115.9mEq/L、カリウム（K）6.24mEq/L、HbA1c 15.0%、血糖値949mg/dL、pH 7.115、$PaCO_2$ 17.5、PaO_2 105.2、HCO_3^- 5.5、BE −21.9、ケトン体2+。

既往歴　20年以上前に肺がん。

現病歴　20年前から糖尿病にてK診療所にかかりつけで、内服、インスリン注射を行っていた。2年くらい前から認知症状があり、アルツハイマー型認知症と診断され、当院外来でドネペジル塩酸塩錠を服薬している。5年前から甲状腺機能低下症もあり。ここ1か月、インスリン注射を自己中断し、内服薬も捨てることがあったが、妻が何とか飲ませていた。最近になって徐々に受け答えが鈍くなり、手足の震え、嘔吐があったため当院受診。高血糖、著明な代謝性アシドーシスを認め入院となる。

患者背景　妻と二人暮らし、子どもは県外に住んでいる。移動：歩行、移乗：介助、更衣：介助、食事：自立、更衣：介助、入浴：介助、排泄：介助。麻痺なし。認知症あり。電話対応や金銭管理はできず、火の不始末あり。物忘れあり、何度も同じことを話す。理解力不良、言語障害はない。ときどき怒りっぽくなり、大声を上げる。危険、不穏な行動あり。要介護認定は要支援2。

持参薬　　＜K診療所＞
- アレルギー性疾患治療薬：エピナスチン塩酸塩錠（エピナスチン塩酸塩錠10mg）、1回1錠、1日2回、朝・夕食後。
- 持続性Ca拮抗降圧薬：シルニジピン（アテレック®錠10）、1回1錠、1日1回、朝食後。
- 気道潤滑去痰薬：アンブロキソール塩酸塩錠（ムコソレート®錠15mg）、1回1錠、1日3回、朝・昼・夕食後。
- 血糖降下薬：メトホルミン塩酸塩（メトグルコ®錠500mg）、1回1錠、1日3回、朝・昼・夕食後。グリメピリド（アマリール®3mg）、1回2錠、1日1回、朝食後。アログリプチン安息香酸塩（ネシーナ®錠25mg）、1回1錠、1日1回、朝食後。インスリンリスプロ（ヒューマログ®注ミリオペン®）、1日3回、朝10単位-昼14単位-夕10単位、朝・昼・夕食直前。インスリングラルギン（ランタス®注ソロスター®）、1日1回、1回22単位、就寝前。

＜当院＞
- 認知症治療薬：ドネペジル塩酸塩錠（ドネペジル塩酸塩錠5mg）、1回1錠、

- 1日2回、朝・夕食後。
- 複合ビタミンB製剤：ベンフォチアミン・B6・B12配合剤カプセル（ダイメジンスリービー配合カプセル25）、1回1カプセル、1日2回、朝・夕食後。
- ビタミンB12製剤：メコバラミン錠（メコバラミン錠0.5mg）、1回1錠、1日2回、朝・夕食後。
- 甲状腺機能低下症治療薬：レボチロキシンナトリウム錠（チラージン®S錠50μg）、1回2錠、1日1回、朝食後。
- 塩類下剤：酸化マグネシウム錠（マグミット®錠250mg）、1回1錠、1日2回、朝・夕食後。
- 睡眠障害改善薬：ゾピクロン錠（アモバン®錠7.5）、1回1錠、1日1回、就寝前。
- 非ステロイド性抗炎症薬：ロキソプロフェンナトリウム錠（ロキソニン®錠60mg）、1回1錠、1日3回、朝・昼・夕食後。
- 防御因子増強薬：ミソプロストール錠（サイトテック®錠100）、1回1錠、1日3回、朝・昼・夕食後。

入院後の処方薬

- 認知症治療薬：ドネペジル塩酸塩錠（ドネペジル塩酸塩錠5mg）、1回1錠、1日2回、朝・夕食後。
- 甲状腺機能低下症治療薬：レボチロキシンナトリウム錠（チラージン®S錠50μg）、1日1回、1回2錠、朝食後。
- 塩類下剤：酸化マグネシウム錠（マグミット®錠250mg）、1回1錠、1日1回、朝・夕食後。
- 血糖降下薬：インスリンリスプロ（ヒューマログ®注ミリオペン®）、1日3回、1回4単位、朝・昼・夕食直後（食事摂取量半分以下なら中止）。インスリングラルギン（ランタス®注ソロスター®）、1日1回、1回12単位、就寝前。

 カンファレンス

　入院後、インスリン持続点滴などでアシドーシス改善がみられました。その後、強化インスリン療法に変更し、高血糖時はスライディングスケールの対応としました。入院直後から認知症の周辺症状が認められ、何度も点滴を自己抜去しています。その後、不穏行動がありましたが徐々に落ち着きました。すぐに退院ではありませんが退院に向けて妻、長男と話し合ったところ、妻は「自宅でみたい」と希望しました。インスリン注射が必要ですが、本人は認知症で自己注射ができません。退院後のインスリン注射が問題点となっています。

> **医師**
> 食事が安定しないのですぐに退院ではないのですが、退院後のインスリン注射について妻と長男に説明しました。本人はできないので、家族が注射するか、訪問看護などのサービスを利用するか、または施設入所で注射、もしくは毎日通院するかなど話をしました。

看護師A
夫婦二人暮らしで、長男は県外に住んでいます。

看護師B
家では、夫が注射していて妻には触らせなかったようです。

看護師A
もし在宅でサービスを使うなら、ホームヘルパー見守りにて、妻に打ってもらうことになると思います。

医師
妻は「インスリン注射はやったことがない、右手を手術したばかりでできない」といっていました。しかし、妻は「とにかく家でみたい」といっています。手の具合にもよりますが、妻にインスリン注射が可能か指導に入ってもらいましょう。

薬剤師
わかりました。さっそく妻へのインスリン注射の指導に入ります。

看護師A
今の要介護認定は要支援2ですが、状態が変わっているので再調査したほうがよいですね。ソーシャルワーカーに連絡します。

　患者は入院してからさらに認知症が進み、食事摂取以外はほぼ全介助で、話していることも理解できません。今すぐに退院ではないのですが、退院に向け環境を整えていきます。そのために、妻がインスリン注射をできるかどうか、指導に入ることになりました。

実際のかかわり・ケア

■**インスリン注射指導**

　在宅か、施設か決まってはいませんが、妻にインスリン注射の指導を行います。初めに薬剤師から指導が入り、日々の注射については、看護師確認のもと実施してもらうこととしました。

薬剤師
先生からインスリン注射の話があったと思いますが、インスリン注射のやり方についてお話しします。よろしくお願いします。

患者の妻
私、手をけがしているから、今はできません。

薬剤師
そうですか。それでは、とりあえず手順だけでも説明させてください<別室で、パンフレットを用いて練習用のペン型注入器とパッドを使い説明する>。では、単位合わせだけでもやってみませんか？

患者の妻
それくらいならできそうね。やってみるわ。

薬剤師
単位合わせはできそうですね。今後、少しずつ覚えていきましょう。ああ、ちょうど今から看護師が注射するので、見学しませんか？

患者の妻
見てみます。

看護師A
<手順の説明をしながら見学してもらう>先ほど薬剤師とやってみたのですよね、単位合わせをお願いします。

患者の妻
ええ、できると思います。家で見ていたからやり方はわかるの。ただ、やらせてくれなかったから……。

薬剤師
これからも、時間が合えば実際に看護師が注射するところを見てみましょうね。

　手をけがしているため単位合わせだけしてもらったところ、うまくできました。無理強いはせず、まずは触れてもらうことでハードルを下げていきます。注射手技の流れもおおむね理解できたようなので、今後は実際に注射を見て慣れてもらいます。より注射に慣れてもらえるように、声かけをしたり、できることを少しずつしてもらったりします。そして何度か見学をしてもらい、その後、実際に注射してもらいました。

看護師A
今日は、実際に注射をしてみましょう。<見守りと声かけで、針付けから消毒までは可能。注射は親指でしっかりとダイアルを押し、10秒そのまま押しつづけることができた。インスリン手技の獲得は良好>うまくできましたね！不安なところがあるときは、お話しいただければ私も確認しますので、またチャレンジしてみましょう。

患者の妻
お父さんがやってるのを見てきたからね。これができないと帰れないし……ま

> あ焦らないで、時間かけてゆっくりしましょう。まだまだだめだから、見守ってね。

■ 今後の方針

できたことを褒め、困ったときは支援があるという安心感がもてるよう、患者の妻に接していきました。Aさんは認知症が強く、食事は何とか自力でとれますが、それ以外は全介助状態です。現状でサービスを調整して自宅へ帰る方針となりました。

その後の経過

■ 注射手技

妻は、看護師のサポートを受けながらインスリン注射を続けました。皮膚に針を刺す前に注入器を押してしまい2単位減ったり、針の取り外しで針ケースをせずに外そうとしたりすることがありましたが、看護師の見守りで何とかインスリン注射ができるようになりました。

インスリンの回数も、食事量が安定しないことや、退院後のインスリン頻回注射は困難と考えられ、一時期は持効型溶解インスリン注射の1回としていましたが、食事量の増加とともに高血糖が認められ、妻の注射手技も良好なため、1日4回法に変更し継続しました。以前、Aさんは同じ場所に何度も注射していたため腹部に硬結ができているので、妻には注射部位をローテーションすること、硬結部位には注射しないことなどを説明しました。

■ 退院に向けた話し合い

妻は当初「自宅でみたい」と話していました。Aさんの状態は食事以外すべて全介助、尿路カテーテル留置と、入院前と比べ日常生活動作（activities of daily living；ADL）が大きく変わっていましたが、妻は在宅での介護のイメージができていない様子がありました。

医師からの病状説明や息子との話し合いで、妻は「私一人ではみられないから施設にお願いしたい」ということでした。そこで退院支援看護師、担当看護師との話し合いを経て施設を探すこととなり、退院後は施設という方向で決まりました。その後も「実際やってみないとあきらめがつかない」と在宅への思いを看護師に打ち明けていましたが、「やはり施設にします」とのことで、ケアマネジャーと施設見学に行きました。しかし、さらにその後「施設に入り、夫婦別々に暮らすなんて納得できない。気持ちは変わらない。家でみます」と強く在宅を希望し、在宅に向けての整備を行うこととなりました。

ケアのポイント

「Aさんと家に帰りたい」という妻の希望を最優先し、在宅に向け指導・支援を行います。

表 介護サービス

要介護状態区分：要介護5

月	火	水	木	金	土	日	おもな日常生活上の活動
訪問介護	訪問介護 訪問看護	通所介護	訪問介護	訪問リハビリテーション 訪問介護	通所介護	訪問介護	インスリン注射 おむつ交換 身支度 水分補給

　Aさんは要介護認定の再調査で要介護5となり、在宅に向けて妻にさまざまな指導が始まりました。車いすへの移乗は、尿路カテーテルが留置されているため引っかからないようにすること、おむつ交換のやり方、尿路カテーテルの尿廃棄の方法など指導しました。インスリン注射は問題なくできています。血糖自己測定は、数値によって妻が過剰に反応するので、週に1回の訪問看護の日に行うこととしました。

　在宅での介護サービスを、妻とケアマネジャーを交え決定していきました。妻の在宅での介護負担を軽減できるよう、在宅での介護が継続できるようなサービスプランを検討しました（表）。

　退院時の処方を以下に示します。

- 認知症治療薬：ドネペジル塩酸塩錠（ドネペジル塩酸塩錠5mg）、1回1錠、1日2回、朝・夕食後。
- 甲状腺機能低下症治療薬：レボチロキシンナトリウム錠（チラーヂン®S錠50μg）、1回2錠、1日1回、朝食後。
- 塩類下剤：酸化マグネシウム錠（マグミット®錠250mg）、1回2錠、1日1回、夕食後。
- α1遮断薬：タムスロシン塩酸塩カプセル（タムスロシン塩酸塩カプセル0.2mg）、1回1カプセル、1日1回、朝食後。
- 下剤：センノシド（センノサイド錠12mg）、1回1錠、1日2回、朝・夕食後。
- 抗精神病薬：リスペリドン内用液0.5mg分包0.1％ 0.5mL、1回1包、1日1回、就寝前。
- 睡眠薬：ブロチゾラム錠0.25mg、1回1錠、1日1回、就寝前。
- 血糖降下薬：インスリンリスプロ（ヒューマログ®注ミリオペン®）、1日3回、1回4単位、朝・昼・夕食直後（食事摂取量半分以下なら中止）。インスリングラルギン（ランタス®注ソロスター®）、1日1回、1回10単位、昼食直前。

ファシリテーションのポイント

　医師、看護師、薬剤師と多くの医療者が、高齢の夫婦二人暮らしで、食事以外ほぼ全介助のため、在宅では妻の負担が大きく在宅は厳しいと考えていました。しかし妻は、何度も在宅と

施設のあいだで気持ちが揺れ動きましたが、在宅への希望が強く、最終的に自宅退院となりました。何回も話し合うなかで妻が意思決定できたのは、医師、看護師に自分の思いを伝えられる環境であったためと考えます。

　カンファレンスは、療養における患者・家族のさまざまな問題や課題などへの対応を協議するとともに、チームの意思統一を図る場です。カンファレンスでの情報共有は、提供する医療、介護の質向上や安心・安全な療養環境の整備にも繋がります。カンファレンスのなかでのファシリテーションのポイントは、多職種がそれぞれの立場から発言でき、情報を共有し、患者、家族の希望（目標の共有）を支援できる環境をつくることと考えます。

第5章 ライフスタイル別

4 生活が不規則で定期的に食事や服薬／注射のできない患者

医療法人社団健進会新津医療センター病院薬剤部　**翁長寛人**（おなが・ひろと）
医療法人社団健進会新津医療センター病院薬剤部　**須藤志帆**（すどう・しほ）

患者紹介

Aさん：54歳、男性、飲料会社の配達員。

身体状況 身長162cm、体重78kg、BMI 29.7kg/m^2、血圧140/75mmHg、LDLコレステロール155mg/dL、HDLコレステロール63mg/dL、中性脂肪120mg/dL、空腹時血糖値250mg/dL、HbA1c 10.6%。

現病歴 高血圧にてアムロジピンベシル酸塩5mg/日、脂質異常症にてアトルバスタチンカルシウム水和物10mg/日で内服治療中のところ、3年前に職場の健康診断にて血糖値を指摘され近医を受診し、2型糖尿病と診断された。食事・運動療法に加え、メトホルミン塩酸塩500mg/日、ビルダグリプチン50mg/日にて治療を行うも、食事・生活習慣が改善されず、血糖コントロール不良であった。1年前よりインスリンリスプロ12単位/日、インスリングラルギン10単位/日が追加となるも改善が見られなかった。そのほか肝・腎・心機能に異常はなく、網膜症や腎症などの糖尿病による合併症はない。

患者背景 妻と子の3人暮らし。父親が2型糖尿病。仕事のため食事時間が不規則であり、昼食は外食の弁当がメインになることが多い。さらに昼食を摂取しないときもあり、インスリン注射を打たないことが頻回である。また、会社に清涼飲料水の無料提供があるため、毎日飲んでいる。とくに夏場は仕事中に汗をかき、喉が渇くため飲水量も増える。残業で食事時間が遅くなることも多く、通常は夕食を19時ごろに食べているが、最近は21時過ぎに食べるときもある。仕事の疲れもあり、夕食後の薬を飲み忘れることが多い。仕事のストレスから、最近はほぼ毎日スナック菓子をつまみにして酒を飲んでいる。そのためか、この1年間で体重が7kg増えた。喫煙歴はない。

処方薬 カルシウム拮抗薬：アムロジピンベシル酸塩（アムロジピン錠5mg）、1回1錠、1日1回、朝食後。スタチン系薬：アトルバスタチンカルシウム水和物（アトルバスタチン錠10mg）、1回1錠、1日1回、夕食後。血糖降下薬：メトホルミン塩酸塩（メトグルコ®錠250mg）、1回1錠、1日2回、朝・夕食後。ビルダグリプチン（エクア®錠50mg）、1回1錠、1日2回、朝・夕食後。インスリンリスプロ（ヒューマログ®）、朝4単位-昼4単位-夕4単位、1日3回、朝・昼・夕食前。インスリングラルギン（ランタス®）、1回10単位、1日1回、就寝前。

カンファレンス

　本人は病識が乏しく、家族にも相談していません。よって、食事は妻が調理しているのですが、妻は管理栄養士からの食事指導を受けておらず、指導内容の食事ができていません。食事の時間が不規則で暴飲暴食がみられ、薬の飲み忘れやインスリン注射の打ち忘れがあるうえ、1年間で体重が7kg増えている状態です。

医師
診察時に、食事・運動療法ができているか、きちんと薬物療法を行えているか確認しても、本人は「はい」としか返事しないけど……。

薬剤師
検査値から薬物療法が守られていない可能性が考えられますね。

医師
インスリン分泌の低下や糖毒性の影響もあるかもしれない。

看護師
最近仕事が忙しいようです。生活リズムに変化があるのかもしれませんね。

管理栄養士
清涼飲料水なども気になりますね。一度、妻にも栄養指導を受けてもらいましょう。

理学療法士
患者本人が、運動は過度なものを想像しているかもしれません。生活習慣に関する運動やストレッチなどの指導も行うのはどうでしょうか？

医師
現在の治療が患者の生活環境に合っていない可能性がありそうですね。これらの問題点を踏まえたうえで、患者に聞き取りを行い、今後の治療方針を決めていきましょう。

　カンファレンスを行うことで、医師や看護師など各職種の専門的な視点から抽出された問題点を共有することができます。診察時は、患者からの発言が少ないため、看護師から最近の生活状況を聞き出してもらうことになりました。看護師の聞き取りによると、食事・運動・薬物療法を守れていないことで後ろめたい気持ちがあり、その結果、口数が少なくなっていることが判明しました。医師には治療方針変更の検討、看護師には精神面のフォロー、管理栄養士には患者本人だけでなく妻に対しても食事療法の指導を行い、薬剤師は薬剤内容の再検討や服薬アドヒアランスの向上を目指して服薬指導を行うことになりました。また、理学療法士も介入

し、運動療法の指導を行うことになりました。

実際のかかわり・ケア

■ **指導時の環境づくり**

医療者は患者に対し、「話しやすい環境づくり」を心がけることが必要です。また、「共感する」「話を聞き、受け入れる」ことによって患者と医療者の信頼関係が構築されると、医療者は患者における現在の背景を知ることが可能となり、「患者とともに考えていく、治療していく」ことへ繋がります。患者へのアプローチのポイントの一つとして、医療者は「閉ざされた質問（クローズドクエスチョン：医療者『今日は朝ごはんを食べましたか？』、患者『はい』）」ではなく、「開かれた質問（オープンクエスチョン：医療者『朝ごはんはなにを食べましたか？』、患者『○○を食べました』）」での問いかけを心がけることや、各変化ステージ（前熟考期・熟考期・準備期・行動期・維持期）を手助けする介入も重要となります。

■ **看護師からのアプローチ**

看護師
仕事と治療の両立は大変でしょう。前回と比べてHbA1cが上昇していますが、理由としてなにか思い当たることはありますか？

患者
実は、仕事が忙しくなってきて、食事を早く食べることが多いのです。それでも時間がなくて、昼食をとらないことも多いです。夜は帰りが遅く、お酒を飲むことが多くなり、つまみのスナック菓子の量も多くなっている。だめだということはわかっているけどね……インスリン注射を打たないことや、薬を飲まないことも多くなっています。食事や運動も改善できないし、血糖値もよくならないため、後ろめたい気持ちがありました。

看護師
食事内容や栄養面での心配はありますか？

患者
以前、管理栄養士から食事の話を聞いたけど、覚えていないよ。食事は妻がつくっているけど、自分が糖尿病だって伝えてないんだ。だって、好きなものを好きなだけ食べたいからね。そういえば、体重が増えているから気になるね。

看護師
ウォーキングなど軽い運動は行っていますか？

患者
軽い運動？ 運動っていったらランニングとかでしょ？ 急にランニングするとなると……大変だし、時間もないし、無理だよね。

　最近仕事が忙しく、生活リズムの乱れや暴飲暴食がみられ、また糖尿病の治療を良好に継続しなければいけないことはわかっていても、積極的に治療に取り組もうとはしていませんでした。その結果、受診時には後ろめたさから口数が少なくなり、現在の状況を話せなくなってしまったものと思われます。患者と医療者とのあいだに話しやすい環境が整ったことで、現在の状況を知ることができました。そこから問題点を抽出し、多職種で情報を共有することが可能となり、「患者とともに考える」ことで、患者に合った治療方針を見つけ出し、患者自身のやる気に繋げることができます。

■ 薬剤師からのアプローチ

薬剤師
忙しくてインスリン注射や内服薬を忘れることがあると聞きました。どういうときに忘れるのですか？

患者
仕事で昼食や夕食の時間が遅くなるので、インスリン注射を打たない、薬を飲まないことが多くあります。きちんと治療しないといけないのはわかっていますが……。インスリン注射を使うと、仕事中に低血糖を起こすことも心配です。

薬剤師
低血糖が心配なのですね。ちなみに、低血糖症状を起こしたことはありますか？

患者
私は低血糖の経験はありませんが、そんな話はよく聞くしね。それに、インスリン注射って抵抗ありますよね。糖尿病治療の最終手段と思っているので、自分のなかであきらめている部分もあります。気のせいかもしれないけど、インスリン注射を始めてから体重が増えた気もして……。おまけに注射の回数も多いとなると、勤務時間中に毎日はできないよ。

　薬物療法において、生活が不規則で服用時間を守れない患者や、食事量によって薬剤の量を自己判断で調整する患者が見受けられます。このような場合、良好な血糖コントロールが得られないだけでなく、低血糖を起こすリスクも増大します。一度、低血糖を起こした患者は治療に対し恐怖心を覚え、さらなるアドヒアランスの低下に繋がる場合もあります。さらに患者の多くは「インスリン注射は最終手段」と思い、落ち込む場合が多く、治療に支障をきたすこと

があるため、アドヒアランス向上を目指した薬剤検討が必要となります。さまざまなケースはありますが、インスリン注射は糖毒性解除の目的や周術期前後の血糖コントロール、妊婦に対しての使用もあり、「インスリン注射は糖尿病治療における最終手段ではない」など一言添えるだけでも、患者の治療に対するモチベーションは格段に向上します。

ここでは、「インスリンの開始後、体重が増えた」というキーワードも見逃せません。適切に運動、食事療法が行われていないと、インスリン療法による体重増加は長期的な問題となってきます。よって、薬物療法の継続だけではなく、運動、食事療法の継続も必要になります。

その後の経過

■食事療法指導後

調理担当者であるAさんの妻にも指導に参加してもらい、早食いを防ぐために固めの食材を増やし、食材を大きめに切るように工夫してもらいました。また食べる順番を意識し、野菜から食べるように指導しました。飲み物はノンカロリー、ノンアルコールを選ぶようにし、エネルギーが低く食物繊維の多いつまみを、1日の必要摂取エネルギー内で収めるように心がけるようになりました。

飲酒は「食事療法がおろそかになる」「中性脂肪の増加、肥満や脂質代謝異常をもたらす」「インスリン作用の低下」「アルコール性低血糖」など、糖尿病の治療に好ましくない結果をもたらす場合があります[1]。また、不規則な食事時間への対応方法としては、手軽にとれる間食や補食を準備しておくことがあげられます[1]。

■運動療法指導後

休憩中や食後に、散歩や軽いストレッチ（大腿部をメイン）をするように心がけてもらいます。食事療法と併用することで徐々に体重が減少し、HbA1cも改善しました。実際に「数値」という形で効果が現れることによって達成感が生まれ、無理のない範囲で努力してきた結果を実感し、自信に繋がったようです。

糖尿病治療においての運動療法は、生活習慣の改善を目的としたものであり、その効果としては「肥満の是正」「インスリン抵抗性の改善」などがあります[1]。ただし、薬剤使用後に運動すると低血糖をひき起こすリスクが上昇するおそれもあり、注意が必要です。

■薬物療法指導後

治療薬は、以下のように変更されました。

カルシウム拮抗薬：アムロジピンベシル酸塩（アムロジピン錠5mg）、1回1錠、1日1回、朝食後。スタチン系薬：アトルバスタチンカルシウム水和物（アトルバスタチン錠10mg）、1回1錠、1日1回、夕食後。血糖降下薬：メトホルミン塩酸塩（メトグルコ®錠250mg）、1回1錠、1日2回、朝・夕食後。エンパグリフロジン（ジャディアンス®錠10mg）、1回1錠、1日1回、

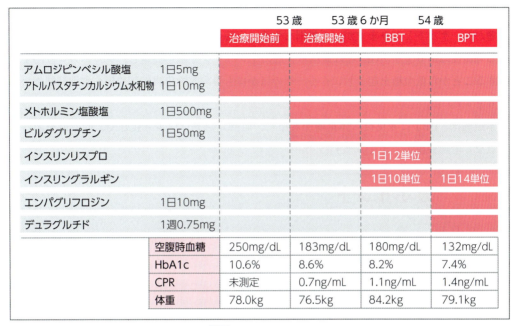

図 Aさんの治療経過

朝食後。デュラグルチド（トルリシティ®0.75mg）、1回1本、週1回。インスリングラルギン（ランタス®）、1回14単位、1日1回、就寝前。

体重は5kg減り、空腹時血糖値は132mg/dL、HbA1cは7.4％、CPRは1.4ng/mLとなり、治療継続中です（図）。

■ BBT、BOTからBPTへ

近年、Basal-Bolus Therapy（BBT）からのステップダウン、Basal-Supported Oral Therapy（BOT）からのステップアップとして、基礎インスリン注射とGLP-1受容体作動薬（GLP-1RA）の併用療法であるBasal-Supported Prandial GLP-1RA Therapy（BPT）が知られています。BPTはBBTと同等の効果が得られ、低血糖の発現率が低いと報告されています[2]。また、BBTからBPTへのステップダウンでは、基礎インスリン量を調整することでBBTと同等の血糖コントロールの維持、体重減少を認めることが示唆されています[3]。

現代社会では、さまざまな要因から不規則な生活を余儀なくされることがあります。Aさんは、偏食で定期的に食事ができず、インスリン注射と内服薬の併用にて血糖コントロール不良でした。今回、「定期的に食事をとることができない」「アドヒアランスが悪い」という問題点を改善する目的で、Aさんの「生活環境」に合わせBBTからBPTに変更し、血糖値を改善することや、Aさんのエンパワメントを向上させることができました。

■ 注射回数を減らし負担軽減

さらに本症例では、週1回のGLP-1受容体作動薬であるデュラグルチドを使用することで注

射の回数を減らし、患者の負担軽減を図りました。週1回の製剤の使用は、高齢者や認知症の患者がターゲットとなりますが、不規則な生活や定時に食事がとれない患者においても期待できる可能性はあります。GLP-1は血糖依存的にインスリン分泌を促進し、グルカゴン分泌を抑制することから低血糖を起こしにくく、そのほかにも胃内容物排出抑制作用や食欲抑制作用があります[4]。

本症例は、BPTに変更後、体重増加もなく、血糖コントロールも良好で、低血糖を起こすことなく治療継続ができています。

ケアのポイント

会話をしていると、患者から「わかっているけど……」という言葉がたびたび聞かれました。このことから、患者は行動変化ステージモデルにおいて準備期であると考えられます。傾聴しサポートしていくことで患者の孤独感や不安感を減らすことが、よりよい治療へと繋がっていくものと思われます。

医療者が患者に寄り添ってともに治療を進めていくことは重要です。なぜなら、患者との信頼関係が成り立つことで、そこから得る情報が「治療方針」に大きく影響を及ぼすこともあるからです。患者の生活環境に合った治療を行い、患者自身が実感を得ることで、治療に対するエンパワメントを引き出すことが重要となります。

ファシリテーションのポイント

カンファレンスではファシリテーションが重要となります。カンファレンスを円滑に進め、情報を提供することで、一人の患者に対し治療目標を達成することがファシリテーションの目的となります。そのためのファシリテーションのポイントは、カンファレンスを円滑に進行することです。もしカンファレンスを円滑に行うことができなければ、各医療者の意見がまとまらず、目標達成をなすことは困難となります。

引用・参考文献

1) 日本糖尿病療養指導士認定機構編・著. "糖尿病の基本治療と療養指導". 日本糖尿病療養指導ガイドブック2019. 東京, メディカルレビュー社, 2019, 51-95.
2) Rosenstock, J. et al. Prandial options to advance basal insulin glargine therapy : testing lixisenatide plus basal insulin versus insulin glulisine either as basal-plus or basal-bolus in type 2 diabetes : The getgoal duo-2 Trial. Diabetes Care. 39(8), 2016, 1318-28.
3) 水谷貴樹ほか. 強化インスリン療法からデュラグルチドと基礎インスリンへの切り替えはDTR-QOLを改善させる. 糖尿病. 61(6), 2018, 367-74.
4) 日本糖尿病学会編・著. "インスリン以外の注射薬：GLP-1受容体作動薬". 糖尿病治療ガイド2018-2019. 東京, 文光堂, 2018, 73.

第5章 ライフスタイル別

5 多忙な仕事・家族の介護による受診延期をきっかけに長期中断となった患者

下越病院薬剤課　**稲月幸範**（いなづき・ゆきのり）
下越病院薬剤課　**山﨑修治**（やまざき・しゅうじ）

患者紹介

Aさん：50歳代、女性、正規雇用。

身体状況　＜中断前＞血清尿素窒素（BUN）12.4mg/dL、クレアチニン（Cre）0.7mg/dL、eGFR 71.0mL/min/1.73m^2、HbA1c 9.8％。
＜受診再開時＞BUN 8.8mg/dL、Cre 0.46mg/dL、eGFR 109.1mL/min/1.73m^2、HbA1c 15.3％、抗GAD抗体（－）、Cペプチド（前0.97ng/mL、120分1.13ng/mL）。

現病歴　20年前に他院にて妊娠糖尿病を指摘される。14年前に当院関連クリニックを初めて受診したが、中断や多忙のための受診スキップが多々あった。11年前に糖尿病神経障害を発症。他院にてレーザー硝子体手術を受け、化膿性脊椎炎で当院整形外科に2か月入院する。9年前に多忙のため中断。8年前には左足壊疽で当院に1か月入院（教育入院1回目）。6年前に義母の介護や仕事が多忙なことから中断。1年前（今回）に他院整形外科より紹介され、左下肢蜂窩織炎、糖尿病壊疽で当院に2か月入院した（教育入院2回目）。1回目の教育入院の際に看護師が聞き取りをしたところ、「今後について危機感は感じている」「今後は受診のために仕事の休みを取る予定だが、仕事を休むと翌日に持ち越しとなるため気が重たい」と話し、さえない表情もあり。

患者背景　6年前に実母と叔父が立て続けに他界し疲労が蓄積した。また仕事が多忙になって帰宅が21時ごろになり、シフトの変化もあった。はじめのうちは「受診に間に合わないから行けない」と通院をあきらめてしまい、さらに人手がないため休みがとりづらく、余裕も休息もなかったことから、次回受診を予約する時間がなく中断となった。3～4年前から義母の介護も始まる。当初は要支援1だったが、1年前には要介護1、現在は要介護3となり、毎日同じものを買ってきたり、徘徊したりと家においておけない状態となった。そして1年前の患者自身の入院を機に、義母は施設に入所した。患者は2年前くらいから眠れなくなり、心身ともに疲弊していたが、義母の施設入所後は負担が減り、気持ちが楽になった。食事：朝食は義母の世話で抜くことが多い、昼食はきちんと食べる、夕食は残業などで22時以降になることが多い、間食あり。運動習慣：とくになく、業務上で動く程度。医療機関受診・体調管理など：仕事と介護で気にする暇がなかった。問題点として「仕事や介護が要因で受診スキップや中断がある」「受診中断に伴い服薬行動も中断した」「食事・運動療法が実践できていない」があげられる。

処方薬　中断前にもらっていた薬（下記、28日分）を1か月間服用していた。飲み終えた後は、服用する薬がなくなって気が楽になったとのこと。

アルドース還元酵素阻害薬：エパルレスタット（50mg）、1回1錠、1日3回、朝・昼・夕食後。血糖降下薬：メトホルミン塩酸塩（250mg）、1回1錠、1日3回、朝・昼・夕食後。ミグリトール（75mg）、1回1錠、1日3回、朝・昼・夕食直前。シタグリプチンリン酸塩水和物（50mg）、1回2錠、1日1回、朝食後。ピオグリタゾン塩酸塩（15mg）、1回1錠、1日1回、朝食後。グリメピリド（1mg）、1回2錠、1日1回、朝食後。抗ヒスタミン薬：ロラタジン（10mg）、1回1錠、1日1回、朝食後。スタチン系薬：プラバスタチンNa（5mg）、1回1錠、1日1回、夕食後。

実際のかかわり・ケア

■ 看護師より気になる点の聞き取り（入院4日目）

看護師
受診できなくなった理由を聞かせてもらえますか？

患者
仕事で忙しく、一度行けないと再予約していくのが面倒くさくなりました。職場のシフトが変わったこと、人手がなく休みがとりづらいこと、最近の仕事は21時に終わることもあって、余裕も休息もありませんでした。また、症状がないので「まあいいか」とほったらかしにしてしまいました。さらに、義母の物忘れが多くなって、夫が義母と口論になることもあり、私生活も大変です。そのため、足は痛くても通院どころではありませんでした。

看護師
薬はどうしていましたか？

患者
受診していたころは、薬さえあれば、忙しいなりに何とか管理できていました。

看護師
食事はどうしていたのですか？

患者
朝は義母の言動次第で世話することもあるので、食べたり食べなかったりです。昼は職場できちんと食べていました。夕食は残業次第でバラバラで、間食もしてました。栄養指導も受けて形は理解していたつもりですが、症状もないことや忙しいこともあり、結局食べてしまっていました。

看護師
目の具合はいかがですか？

患者
光を感じにくく、暗く見えますが、スマートフォンの字は見えます。

■ **皮膚・排泄ケア認定看護師の介入（入院8日目）**

　左下肢外踝潰瘍形成・腫脹に対し、皮膚・排泄ケア認定看護師が介入しました。現処置の継続性について検討・評価が行われ、「現処置継続」「洗浄は自己管理できている」「処置後靴下着用」となりました。

■ **インスリン自己注射指導（入院13日目）**

　インスリンを退院後も継続で使用することになったため、看護師の依頼で薬剤師が自己注射手技の指導を行うことになりました。治療の中断歴があり、注意が必要な患者であるとの情報も共有し、指導を開始しました。

薬剤師
インスリンの注射を使用したことはありますか？

患者
20年ほど前、妊娠中に糖尿病と診断され、インスリンの自己注射をしていました。

薬剤師
注射の仕方は変わっていませんか？ 当時を思い出しながら操作してみてください。ところで、インスリンの自己注射はいつまで行っていましたか？

患者
出産後は血糖値が上がらなかったので、インスリンは中止になりました。

　インスリン自己注射手技は、指導箋を見ながらスムーズに行えることを確認し、その後、看護師がフォローを行いました。評価は当院作成の「インスリン自己注射チェックリスト」を用いて実施します。また、指導3日後に薬剤師による再評価を行っています。

■ **教育入院集団指導（入院13日目）**

薬剤師
皆さんのなかで、低血糖を起こした経験のある人はいますか？

患者
インスリン使用当時は、低血糖がしばしば起こりました。

薬剤師
どのような症状でしたか？

患者
私の場合は、冷や汗や手の震え。とにかく具合が悪くなり大変でした。

薬剤師
どのように対処していましたか？

患者
ブドウ糖を摂取すると、少しずつ症状が改善しました。

　集団指導の場でAさんは、同席していた患者に自身の体験談を話すなど、積極的に参加していました。また「療養を行ううえで楽しみを見つけていきたい」など、前向きな発言がみられました。本人は真面目な印象であり、知識の習得は得意とのことでした。受け答えからも治療を中断するようにはみえませんでしたが、自身については「ずぼらな性格」と自己評価しています。看護師からはセルフケア不足があるとの報告もありました。

■ **中断の理由**

　入院後4日目に、問題リスト（気になる点）を確認するために聞き取りをしました。質問は項目を絞り、指導することなく傾聴することによって本音を聞き出すことができたと思われます。中断の原因は、多忙な仕事がベースにあり、同時に介護が重なり、無症状のため放置したことが推測されます。足病変が現れたころはさらに介護負担が大きくなっていて、受診する余裕がなかったようです。薬は忙しいなりに工夫して服用していましたが、中断によって飲む薬がなくなったため、約5年間薬物療法は行っていません。食事に関しては、朝食は介護が原因で抜くこともあり、夕食は仕事（残業やシフト）が原因で遅い時間の食事となったり、間食が増えたり、となっていました。

　糖尿病患者の4人に1人は、さまざまな理由でwell being（心理的健康度）が不良であると報告されています[2]。また定期受診できなかった（中断した）理由として、「忙しくて時間がとれない」「診療時間に仕事」「経済的に苦しい」の3項目が8割を占め、「症状がない」「面倒」なども少数意見としてありました[1]。さらに血糖コントロールを不良にする要因として、食事も睡眠も時間が後ろにずれ込むような労働形態が影響しているとされています[1]。

■ **服薬行動を阻むもの**

　服薬行動に関する服薬阻害要因の報告によると、服薬行動が不良傾向となる患者属性は「60歳未満」「有職者」「不定期な食事」「不定期な受診」「服薬に関する不快な経験」であることがあきらかにされています[3]。また服薬の阻害要因として「服薬日数」「薬剤の種類」などの時間・量的因子が強く影響を及ぼしているとしています[3]。本症例は、薬があればストレスを感じながらも服薬を継続していましたが、中断の結果、薬がなくなり、服薬のストレスから解放され、薬物療法の必要性を気持ちから消去してしまったのかもしれません。

　以上のことによって、さまざまな要因による中断が悪影響を及ぼすことを医療者も理解し、

いかに中断させないアプローチを早期にとっていくかが重要となります。

■ 皮膚・排泄ケア認定看護師の視点

足の洗浄については、その時点では自己管理可能と判断しました。靴下着用は足の予防として指導しています。中断による足病変悪化は、問題を認識していない前熟考期[4]と思われます。医療者側はこの行動変化ステージ[4]を理解したうえで介入しなければなりません。

■ 担当薬剤師の視点

介護や仕事による多忙にて5年の治療中断があり、糖尿病合併症である末梢神経障害に伴う左足壊疽が進行していました。薬物療法においては、妊娠糖尿病を経験していたこともあり、受け入れがよく療養上の知識も豊富でした。入院後の治療は強化インスリン療法が選択され、入院46日目で終了となりました。入院41日目よりインスリン離脱を目標に、グリメピリド1mg、シダグリプチンリン酸塩水和物50mg、ピオグリタゾン塩酸塩15mg、ミグリトール225mg、メトホルミン塩酸塩750mgが開始されました。

本症例においては、若年であり糖尿病合併症を発症していることから、退院後の指導継続と、「糖尿病連携手帳」の活用、薬薬連携による情報共有が必要と思われました。退院後は患者の都合による多少の受診日の前後はありましたが、定期受診を継続できています。

カンファレンス

■ 教育入院カンファレンス（入院14日目）

看護師
左足潰瘍形成部からの滲出液は減少しており、痛みの増強はありません。皮膚・排泄ケア認定看護師の介入も行っています。間食はしていません。食事療法は守られています。インスリンの自己注射と血糖自己測定は問題ありません。

管理栄養士
介護などで忙しく、治療中断の経過があります。朝食は抜くことが多く、早食いです。間食もあります。知識を得ることは得意である印象で、根拠を丁寧に説明しながらかかわるとよいと感じました。

薬剤師
妊娠糖尿病のときにインスリンを使用していたので、インスリン自己注射手技は覚えており、スムーズにできそうです。当時は低血糖も頻繁に起こしていたとのことで、現在は低血糖対策にも問題はありません。

医師
食事療法は1日エネルギー摂取量を1,600kcalとし、退院後は朝食をとる、間

食を減らすことを目標とします。運動療法は、下肢改善傾向のため週明けよりリハビリテーション科で開始します。薬物療法は壊疽改善までインスリン（1日に超速効型インスリン3回、持効型溶解インスリン1回）を継続します。インスリン分泌は不良ですが、今後経過をみていきます。

当院の糖尿病教育入院は1週間クールで行っています。カンファレンスは2回（糖尿病教育入院前と入院中）開催し、各職種（医師、歯科医師、看護師、管理栄養士、薬剤師、臨床検査技師、理学療法士、健康運動指導士）による集団指導（講義）や実技、個別指導も実施しています。

■ **各職種の報告・決定**

看護師からは、今回の入院原因となった足病変の状況や処置、インスリン自己注射、血糖自己測定、間食しないなどの自己管理実行度が報告されました。

管理栄養士からは介護などで忙しく、中断歴があり、問題点として食事を抜くことや早食いを指摘しています。野菜を先に、ゆっくりバランスよく食べること、通院を継続することを指導しました。朝食を抜く人は朝食を食べている人より中断しやすいと報告されています[1]。「退院後は義母の施設への入所を検討したい」と、本人のライフスタイル改善に向けた発言が聞かれました。

薬剤師は、インスリン自己注射をチェック項目に従って指導しました。自己注射経験があったためとくに問題点はなく、入院13日目夕食時から、看護師の見守りのもと自己注射が開始されました。また、足病変に対して処方された抗菌薬や鎮痛薬、定期処方に対して薬学的介入を行い、アドヒアランスの評価も実施しました。当院では教育入院担当薬剤師と病棟常駐薬剤師が異なる場合があるため、相互に連携し指導しました。

担当した職種の報告をもとに、主治医は今後の方針を決定し情報共有しました。運動療法は足病変が改善傾向となった入院18日目からリハビリテーション科で開始となりました。

🔴 その後の経過

退院後の定期受診は中断がなく、月1回の受診を継続しています。退院直後はHbA1c 6.0％でしたが、6か月後は6.1％、10か月後は7.9％と上昇してきています。食事については「正月に食べすぎた、宴会も少なくなかった」と振り返りができており、職場で業務上の運動と体育館でのウォーキングを実施しています。また、義母は施設へ入所することとなり、療養環境が整いつつあります。薬物療法では、飲み忘れはなくアドヒアランスは良好に保たれています。インスリンは入院中の47日目から中止となって、経口薬に変更となりました。入院時に指導されたフットケアも実施しており、しばらく近医皮膚科を定期受診していましたが、足病変悪

化のため、退院10か月後に再入院となりました。

ケアのポイント

　患者が「医療者との関係はよい」「医療者は自分の糖尿病のことについてよく話し合ってくれている」と感じているかどうかの調査では、日本は調査を行った国々のなかで、少ないほうであったと報告されています[2]。また診療時間においては、医師は平均8〜9分、看護師は約13分ともっとも短く[2]、問題点を把握し介入する時間が少ないと考えられます。

　今回の入院で、看護師はこれまでの経過、本人の思いや課題などについて早期に時間をとって聞き取り、把握しました。インスリン自己注射については継続の可能性があったため薬剤師へ確認依頼を、足病変については皮膚・排泄ケア認定看護師へ介入相談するなど、いずれも早い段階でアプローチを行っていました。入院22日目に地域包括ケア病棟へ転棟となり、退院後の生活、療養などの調整に入っていきました。入院の間に、患者のもつ不安やストレスをさまざまな職種がかかわることによって取り除いたことが、自己管理能力を向上させ、退院後の中断対策となったと思われます。

ファシリテーションのポイント

　当院の教育入院は1週間クールとなっています。全体のカンファレンスでは教育入院前に患者情報の共有と方針決定、教育入院4日目に各職種からの介入報告と評価、教育入院後の方針決定で実施しています。ほかに情報共有手段として電子カルテを使用していますが、教育入院テンプレートの活用や日々のカルテ記載となります。カンファレンスでは電子カルテをスクリーンに映してプレゼンテーションを行い、ディスカッションします。テンプレートの項目は「糖尿病の経過や状態」「既往歴」「家族構成」「食事・運動習慣」「仕事内容」「生活リズム」「心配事・知りたいこと」「目標・希望」などとなっています。一定の情報共有は可能ですが、治療・教育・指導面での活用だけにならないように、心理的サポート、生活サポートにも重点を置きながら、問題を患者とともに解決することが必要と思われます。

引用・参考文献
1) 全日本民医連医療部「暮らし、仕事と40歳以下2型糖尿病についての研究」(MIN-IREN T2DMU40 Study) 報告書. 放置されてきた若年2型糖尿病：2型糖尿病の未来予想図. 東京, 全日本民主医療機関連合会, 2014, 48p. (https://www.min-iren.gr.jp/data/2014/141014_01.pdf). 2019年6月閲覧.
2) ノボ ノルディスク ファーマ. DAWN™調査−糖尿病患者への心理社会的側面からのアプローチ. 2006. (http://www.novonordisk.co.jp/sustainable/society/changing-diabetes/dawn2/DAWNStudy.html). 2019年6月閲覧.
3) 小山内康徳ほか. 内服薬服用者を対象とした服薬行動に関する服薬阻害要因の影響. 社会薬学. 34(2), 2015, 72-80.
4) 日本糖尿病療養指導士認定機構編・著. "糖尿病患者のセルフケア行動". 糖尿病療養指導ガイドブック2019. 東京, メディカルレビュー社, 2019, 100-8.

第5章 ライフスタイル別

6 医療者に黙って過度な糖質制限食を行っており、低血糖が頻発した患者

北里大学薬学部臨床薬学研究・教育センター薬物治療学III講師／北里大学北里研究所病院薬剤部課長
井上岳(いのうえ・がく)

患者紹介

Aさん：56歳、女性、専業主婦。

身体状況 身長161cm、体重64.8kg、BMI 25.0kg/m²、HbA1c 5.9％、eGFR 93.2mL/min/1.73m²。

現病歴 5年前に健康診断にて近医を受診し、2型糖尿病（HbA1c 7.6％）を指摘される。体重が69.8kg（BMI 29.9kg/m²）あり糖質中心の食生活であったため、食事療法と薬物療法（メトホルミン塩酸塩）が処方された。その後、HbA1cが7.0～7.5％で推移していたため、DPP-4阻害薬であるシタグリプチンリン酸塩水和物が追加された。2年前から体重の減少がみられないためSGLT2阻害薬であるエンパグリフロジンが追加処方され、さらに脂質異常症が認められためスタチン系薬であるアトルバスタチンが処方された。その後、体重は3kg程度減少しHbA1cは7.0％前後で推移していたが、半年前よりFreeStyleリブレを用いてフラッシュグルコースモニタリング（flash glucose monitoring；FGM）を行い、血糖値の推移を調べるようになった。食後の血糖値が200mg/dLを超えることが気になり、どうしたら下げられるか悩んでいた。最近急にHbA1c値が5.9％まで低下したが、最近は毎日ドキドキしたり、

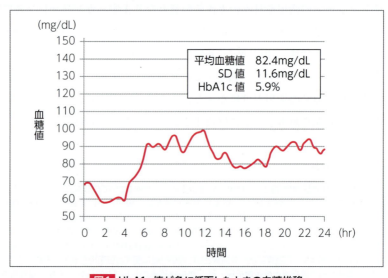

図1 HbA1c値が急に低下したときの血糖推移

身体がだるくてボーっとしたりすることがある。FGMのデータを確認したところ、血糖値の推移は図1に示すとおり。糖尿病合併症・併存症：糖尿病網膜症なし、糖尿病腎症第1期、糖尿病神経障害なし、動脈硬化性疾患なし、高血圧症なし、脂質異常症あり。

患者背景 夫、息子（社会人）1人の3人暮らし。喫煙なし。食事療法：1日1,600kcal、塩分6g。運動療法：とくになし。

処方薬 血糖降下薬：メトホルミン塩酸塩（250mg）、1回1錠、1日3回、朝・昼・夕食後。シタグリプチンリン酸塩水和物（50mg）、1回1錠、1日1回、朝食後。エンパグリフロジン（ジャディアンス®錠10mg）、1回1錠、1日1回、朝食後。スタチン系薬：アトルバスタチン（5mg）、1回1錠、1日1回、朝食後。

🗨 カンファレンス

医師
FreeStyleリブレを使ってからHbA1c値が下がって、しかも低血糖症状も毎日出ているようだけど、食事はとっているよね？

看護師
Aさんはスマートフォンで食べたものを撮っているようですので、栄養評価してみてはどうでしょうか？　また、低血糖の再指導も必要ですね。

薬剤師
エンパグリフロジンにおける注意点として、食事摂取量が少ない場合や過度な糖質制限などによって、血糖上昇を伴わないケトアシドーシスが生じることがあります。ケトアシドーシスの症状には倦怠感や意識障害などがありますので、ケトン体の確認も必要かと思います。

医師
そうですね。食後の血糖値が上がらないように食事に気をつけていたのだから、栄養評価をしたうえで、食事の再指導と低血糖指導をしましょう。
＜カンファレンス後の管理栄養士による栄養評価では「過度な糖質制限」となりました（表1）＞

　本症例において、HbA1c値が5.9％まで低下した際に患者が自覚していた症状（毎日ドキドキしたり、身体がだるくて、ボーっとしたりする）は、低血糖症状であることが十分に予測でき、低血糖自覚症状を認識できていない患者への低血糖の再指導は重要です。さらに、FGMによる測定によって食後の血糖値が200mg/dLを超えるのを気にしてからHbA1c値が下がっていることから、食事内容の変化が低血糖のおもな要因であると考えられます。このような場

表1 カンファレンス後の管理栄養士による栄養評価

朝食	昼食	夕食	間食
7：00 豆腐1丁 鮭1切 ゆでたまご1個 マヨネーズ	12：30 ハンバーグ フライドたまご ほうれん草 ベーコン	23：20 刺身（中トロ3切、サーモン3切、イカ3切、ブリ3切、つま大根） 豆と筍の煮物 枝豆4莢	なし

1日エネルギー摂取量：1,434kcal（糖質29.7g/日、食物繊維9.5g/日）、塩分5.4g/日
尿検査：尿中ケトン体（－）

合には、管理栄養士による栄養評価の実施が必須です。しかし本症例のように、主食を食べないような過度な糖質制限をしている場合には、聞き取りで十分に判断可能です。

また、エンパグリフロジン服用における注意点として、血糖コントロールが良好であっても脂肪酸代謝が亢進し、ケトーシスが現れケトアシドーシスに至ることが知られています。食事摂取量が少ない場合や、過度な糖質制限、脱水を伴う場合にはケトアシドーシスを発現しやすいので、血中あるいは尿中ケトン体の測定など、観察を十分に行うことが重要です。

実際のかかわり・ケア

■ 過度な糖質制限と血糖管理

　HbA1cが5.9％まで下がったのは、患者の日々の努力によるものであるため、患者のモチベーションを低下させないように注意が必要です。つまり、患者がよい方法であると判断した過度な糖質制限食ですが、われわれ医療者に黙って行っているからといって否定するのではなく、患者の日々の努力に敬意を払いながら、一つひとつ日々の努力を具体的に聞き出すことが重要となります。

　低血糖は独立した血管イベント促進因子であるとの報告[1]がされ、さらに『糖尿病診療ガイドライン2016』には、低血糖を回避した血糖管理が重要であり、厳格な血糖コントロール（目標HbA1c 7.0％未満）による発症・進展の抑制効果が示されています[2]。これらのエビデンスを患者に理解してもらったうえで、いかに低血糖を防ぎながら血糖管理をしていくか、患者の日々の努力のなかで、低血糖の要因となるものを患者と一緒に探すことがポイントです。

看護師
HbA1cがすごく下がりましたね。体重も減ってますが、どんなことをがんばっているのですか？ 何をしているから血糖が下がったと思いますか？

患者
FreeStyle リブレをみて、ご飯を食べないと食後の血糖が下がったし、最近糖質制限も流行しているし、ご飯とかパンとか食べないようにしていたから、血糖がよくなったのだと思う。

看護師
血糖値を下げることはとても重要ですので、ぜひ継続してほしいのですが、FreeStyle リブレの結果をみると、低血糖を起こしている時間帯がありますね。最近では、血糖値を下げすぎると心筋梗塞や脳卒中などの病気になりやすいこともわかってきたので、低血糖にならないように、ご飯とかパンとかを少し食べるようにしませんか？

患者
ご飯とかの糖質を食べると、食後の血糖が上がっちゃうから、いやです。

看護師
一気に上がらない程度の量で十分なので、おにぎり半分くらいのご飯を食べてみてどのくらい食後に血糖が上がるか、FreeStyle リブレで確かめてみましょう。

患者
一度、試してみるだけならよいですよ……。

■ **低血糖**

　薬物療法を用いて、厳格な血糖コントロール（目標HbA1c 7.0％未満）を達成することは、逆に「日々が低血糖との闘い」ともいえる状況だと考えたほうがよいでしょう。患者を不安にしないように、低血糖自覚症状や対処法について聞き取ることが重要です。

　本症例のように、何度もくり返して低血糖を起こすことによって無自覚性低血糖を呈している場合もあるので注意します。また将来、糖尿病神経障害による自律神経症状の欠如によって、無自覚性低血糖をひき起こす場合もあります。

　FreeStyle リブレは、皮下間質液中のグルコース濃度を連続して測定する医療機器であり、さらに15分ごとに血糖値として記録しています。そのため、急激な血糖低下に対してFreeStyle リブレの値は遅れて下がるため、低血糖時には指頭採血による血糖測定が必要です。

看護師
低血糖について伺います。あなたの低血糖の症状を教えてください。

患者
低血糖ですか……。そういえば、毎日ドキドキしたり、身体がだるくてボーっとしたりするけど、それが低血糖ですか？

看護師
そうですね。先生とも話しているとは思いますが、それがあなたの低血糖の症状ですよ。その低血糖の症状ですが、いつも同じ時間帯に起こりますか？

患者
いわれてみれば、夕ご飯前が多いかな。

看護師
「低血糖かな」と感じたら、FreeStyleリブレの値をみるのもよいですが、余裕があれば測定チップを使って血糖値を測ってもらったほうが正確な値が出ます。余裕がなければ、ブドウ糖10gなどをとってください。では、次に……。
＜低血糖対処法の指導へ移る＞

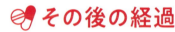
その後の経過

半年後のFGMによる血糖推移を**図2**に示します。このときに行った管理栄養士による栄養評価を**表2**に示します。

半年の時間が必要でしたが、患者本人が納得できる糖質の摂取量を決めることができました。日本糖尿病学会が推奨する糖質摂取量（1日エネルギー摂取量の50〜60％）には達していませんが、一ついえるのは「過度な糖質制限は避けるべきである」ということです。過度な糖質制限を防ぎながら、患者のモチベーションを保ちつつ、継続して糖尿病治療に向き合える環境を、われわれ医療者が整える必要があります。

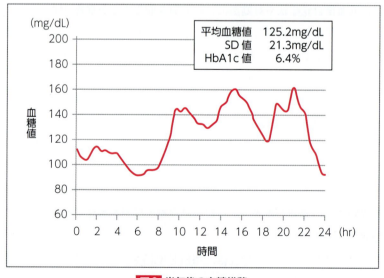
図2 半年後の血糖推移

表2 半年後の管理栄養士による栄養評価

朝食	昼食	夕食	間食
7：17 目玉焼き サラダ トースト8枚切	14：00 レバニラ炒め 白飯	19：00 鍋（焼き豆腐、牛こま、しらたき、えのきたけ、根深ねぎ、はくさい） しいたけのフライ 白飯 いちご	なし

1日エネルギー摂取量：1,535kcal（糖質146.1g/日、食物繊維10g/日）、塩分6.1g/日

ケアのポイント

　本症例のように、みずから糖質制限をすることで食後の血糖改善を実践している患者へのアプローチは困難と感じるかもしれません。しかし、「実際のかかわり・ケア」にて述べたように、患者の日々の努力に敬意を払いながら、日々の努力を一つひとつ具体的に聞き出すことから始めることで、次のアプローチへのきっかけをつかむことができます。さらに、患者の日々の努力のなかでマイナス要因となるものがあれば、患者と一緒に探せるように支援することがポイントとなります。

　本症例は必ずしも成功例とはいえませんが、糖尿病治療を医療者と一緒に続けられるように、一つひとつ環境を整えることが重要であると考えます。

ファシリテーションのポイント

　本症例では、医療者に黙って過度な糖質制限を行っていたこと、またそれによって低血糖が頻発したことが問題です。この2つの問題点に対して、ファシリテーター役を務める医療者が、参加している医療者全員の意見を引き出すことになります。本症例のように何が正解か判断しにくい問題に対しては、患者の考えや意見も踏まえながら、患者がスモールステップアップできるように支援し、問題点に継続的に対処していくことになります。

　今回の場合、過度な糖質制限に対してチームとしてどのように対応するかを、メンバー全員の認識にズレがないように、かつ決定事項にメンバー全員が納得できるように決めておくことが、重要なポイントとなります。

引用・参考文献

1) Desouza, CV. et al. Hypoglycemia, diabetes, and cardiovascular events. Daibetes Care. 33(6), 2010, 1389-94.
2) 日本糖尿病学会編・著. "血糖コントロールの目標はどう設定すべきか？". 糖尿病診療ガイドライン2016. 東京, 南江堂, 2016, 27-9.

糖尿病治療用注射製剤に関わる「補助具」の適正使用のための留意点

一般社団法人 日本くすりと糖尿病学会

1. はじめに

　患者が何らかの事由により、インスリン注射製剤やGLP-1受容体作動薬を自己注射するための注入器・注射針を適正に取り扱うことができない場合、「補助具」を用いて注射療法を行うことがある。ここでは、その「補助具」を患者（使用者）に適正に使用してもらうための基本事項についてまとめる。（なお、「補助具」の種類や個々の「補助具」について評価するものではない。）

2. 医療機器と「補助具」

　通常、「補助具」とは特定な行動を行うことが困難な人を助ける器具を示すが、医療で用いる「補助具」には具体的な定義はないことから、「医療機器」としての補助具と「（いわゆる）雑貨」に該当する補助具に大別することができる。（なお、「補助具」などのカテゴリー名は、補助器具もしくは補助用具、場合によってはアクセサリーなどと呼ばれることもあるが、本報では「補助具」とした。）また、このようにメーカーや医療従事者などが広い意味で呼称していることから、医療従事者が独自に作成したツールも一般には「補助具」と呼称されている。
　規制上、「医療機器」とは医薬品、医療機器等の品質、有効性及び安全性の確保等に関する法律（以下、医薬品医療機器等法）において「人若しくは動物の疾病の診断、治療若しくは予防に使用されること、又は人若しくは動物の身体の構造若しくは機能に影響を及ぼすことが目的とされている機械器具等（再生医療等製品を除く。）であって、政令で定めるものをいう。（第2条第4項）」とされている。したがって、インスリン注射製剤やGLP-1受容体作動薬専用の注入器や注射針に装着して使用する「補助具」は、人の疾病の治療に使用される機械器具等の使用を補助する付属品であり、リスクの程度に応じて「医療機器」あるいは「雑貨」となる。医療機器は、リスクの程度に応じてクラスIからIVにクラス分類され、そのクラス分類に応じた規制、すなわち「届出」、「第三者認証」及び「大臣承認」が必要となる。一方、「雑貨」は規制上、クラスI（万一不具合が生じた場合でも人体へのリスクが低いと考えられる医療機器）より更にリスクが低いか、あるいはリスクがないものと位置づけられるものでなければならない。しかし、臨床では「雑貨」の補助具であっても、インスリン注射製剤やGLP-1受容体作動薬という医薬品（劇薬）を自己注射する治療において、人体への何らかのリスクの可能性を考慮し、安全性に配慮した取り扱いを維持して行うことができるようにしなければならない。

3. 臨床における「補助具」導入の基本的な考え方

　臨床において、「補助具」は医薬品や医療機器を適正（安全かつ有効）に使用するための補助的な位置付けで使用される。したがって、「補助具」は本来、医薬品や医療機器を患者（使用者）が適正に使用できない、やむを得ない場合に導入を考慮する。また、「補助具」を導入すれば、すべての患者（使用者）も適正な手技が可能になるということではない。逆に「補助具」の導入によって、医療機器の本来の機能を妨げるなど、新たな問題が生ずる可能性があることなどを考慮し、導入の前後において長期間の安全性や有用性を確認・評価する必要がある。「補助具」にも、医薬品や医療機器と同様に使用上の留意点が存在する。また、携帯時や保管環境、注入器交換時の再装着、長期使用などによる耐久性への配慮、万一のトラブルや紛失時などに備え、医療機関としての問い合わせ先やサポート体制を確立しておく必要がある。なお、患者（使用者）へ「雑貨」としての補助具の使用を説明する際、医療機器の定義に抵触するような表現（効果及び性能など）は用いないよう、十分に注意しなければならない。

4.「補助具」を取り扱う上での医療従事者の留意事項

(1)「補助具」に対して

①注入器・注射針に適合していることの確認と特性の理解

　まずは、対象としたい「補助具」は患者（使用者）が使用している注入器・注射針に適合していることを確認すること。適合していない「補助具」は使用しないこと。異なるメーカーの「補助具」でも装着できてしまうことがあり留意が必要となる。その上で、対象とする「補助具」の特性（特徴）や使用上の留意点を十分に理解していること。また、対象とする「補助具」を使用することで、通常の注入器・注射針の使用方法（手技）にどのように影響するかを明確にすること（複数の「補助具」を同時に使用する際は、重ねての注意が求められる）。「補助具」によっては、その使用法を誤ると医薬品の投与量や薬物体内動態へ影響を及ぼす可能性も考えられるため、

リスクの程度とその対策についても把握しておくこと。
　②「補助具」の使用説明書の提供
　　患者（使用者）が「補助具」の使用方法を確認できるように説明書（説明内容）が準備されていること。その際、「雑貨」としての補助具の使用説明は、医療機器の定義に抵触するような表現（効果及び性能など）は用いないよう十分に注意すること。

(2)患者(使用者)に対して～導入時～
　③適応・必要性の確認
　　患者（使用者）への導入（使用）理由や必要性・有用性について、具体的に整理しておくこと。その上で、補助具の適応、導入や実施状況について、主治医や施設の医療従事者とも必ず情報共有を行うこと。
　④説明書の理解と「補助具」の適正な取り扱いの確認
　　患者（使用者）が提供する説明書を十分理解できていること、対象となる「補助具」を適正に取り扱うことが可能であることを確認すること。また、本来の目的以外での使用は推奨しないことも確認すること。
　⑤限界の把握
　　補助具を患者（使用者）へ導入しても、必ずしも「補助具」の主たる目的が達成できるとは限らない。対象とする「補助具」の限界を事前に予測し、導入後はこの点を確認すること。また、使用にあたって患者（使用者）以外が介助を必要とするか否かを確認し、介助者が必要な場合は、介助者も使用者の一員とみなして対応すること。
　⑥トラブル時の対処
　　「補助具」使用に関わるトラブル対にして、患者（使用者）自らも適切に対処できる能力を有していることを確認しておくこと。
　⑦説明と同意
　　患者（使用者）に対し、導入前に「補助具」の使用方法を十分に説明し、使用について（文書などで）同意を得ること。特に、対象となる「補助具」がメーカーによる提供のものか、あるいは自作したものかも含めて説明し、服薬指導記録等に記載を残すこと。

(3)患者(使用者)に対して～導入後～
　⑧使用状況の確認と評価
　　少なくとも導入後の初回面談時、患者（使用者）は「補助具」を適正に使用、保管・管理できているのか、「補助具」導入の主たる目的の達成度について確認し、問題がある場合は再指導すること。また、達成度に関しても服薬指導記録に記載すること。
　⑨継続性の評価
　　（長期的に）継続して使用している場合、「補助具」が適正な状態であり、患者（使用者）の使用も問題がないことを定期的に確認すること。

(4)安全管理について
　⑩トラブル時の解決策の提示
　　取り扱う際に生じやすいトラブル、あるいは予測される問題点がある場合、解決法（解決策）を具体的に説明しておくこと。また、耐久性を考慮して使用期間や交換時期を決めることが望ましい。万一のトラブルや紛失時などに備え、医療機関としての問い合わせ先やサポート体制を確立しておくこと。

5. おわりに

　以上、「補助具」を取り扱う上での留意事項をまとめた。薬剤師をはじめとする医療従事者は、インスリン注射製剤やGLP-1受容体作動薬等の自己注射指導時において、対象とする補助具と患者（使用者）の関係を十分に把握し、適切に対応する必要がある。本留意点は、「糖尿病の薬学管理必携 糖尿病薬物療法認定薬剤師ガイドブック（日本くすりと糖尿病学会編、じほう）」の付録のひとつとしてまとめたが、広く参考にしていただけることを希望する。

6. 謝辞

　本内容をまとめるにあたり、山田 徹先生（新潟市民病院薬剤部長）を座長とした医師、薬剤師、看護師、企業からの専門家からなる有識者*に査読していただきました。ここに、厚く御礼申し上げます。

以上

2018年12月30日

　　　　一般社団法人 日本くすりと糖尿病学会 「糖尿病自己注射に関わる医薬品の適正使用に関する検討委員会」
　　　　　　委員長：朝倉俊成（新潟薬科大学薬学部）　副委員長：小林庸子（杏林大学付属病院薬剤部）
　　　　　　委員：篠原久仁子（フローラ薬局）／中野玲子（萬田記念病院薬剤部）／武藤達也（名鉄病院薬剤部）

　　　＊有識者　　（座長）　薬剤師：山田徹先生(新潟市民病院)　　医師：清野弘明先生(せいの内科クリニック)
　　　　　　　　医師：田中永昭先生(関西電力病院糖尿病・代謝・内分泌センター)　薬剤師：滝澤康志先生(飯山赤十字病院)
　　　　　　　　看護師：和田幹子先生(すずき糖尿病内科クリニック)　　大学：天野学先生(兵庫医療大学薬学部)　　企業：3名

索引 INDEX

数字・欧文

1型糖尿病 …………………… 89,97,149,158
ADL ………………………………… 66,83,173
BBT ……………………………………………… 181
Borgスケール ………………………………… 144
BOT ……………………………………………… 181
BPT ……………………………………………… 181
CGM ……………………………………… 36,95,98
clinical inertia ……………………………………… 14
CSII ………………………………………… 97,150
DPP-4阻害薬 ……………………… 19,53,130
FGM ………………………………… 36,95,98,190
GLP-1受容体作動薬 …………………………… 20
QOL ……………………………………… 10,108,150
SAP療法 ……………………………………… 98,155
SGLT2阻害薬 ……………………………… 19,53
SMBG ……………………… 36,72,90,110,151
well being（心理的健康度） ……………… 186
α-グルコシダーゼ阻害薬（α-GI） ……… 19,53

あ

暁現象 …………………………………………… 104
アカルボース …………………………………… 53
アドヒアランス ………… 55,76,119,138,177
アルゴリズム法 ………………………………… 154
アログリプチン安息香酸塩 ………………… 169

い

医学モデル ……………………………………… 145
一包化 …………………………………………… 122
インクレチン …………………………………… 19
飲酒 ……………………………………………… 180

インスリンアスパルト …………… 109,158
インスリンオミッション ……………… 153
インスリン拮抗ホルモン ……………… 152
インスリングラルギン …… 132,169,176,180
インスリン効果値 ………………………… 107
インスリン製剤 ……………………………… 19
インスリン抵抗性 …………………… 11,152
インスリンデグルデグ …………… 109,158
インスリン導入 ……………………………… 66
インスリン分泌不全 ………………………… 11
インスリンポンプ …………………………… 97
インスリンリスプロ ………………… 169,176
インスリン療法の適応 ……………………… 11

う

運動療法 ……………………………………… 180
運動療法と薬物療法のかかわり ………… 30

え

エパルレスタット ………………………… 109
エンパグリフロジン ……………… 53,180,191
エンパワメント法 ………………………… 147

お

応用カーボカウント ……………………… 105
お薬手帳 …………………………………… 123

か

カーボカウント ………………… 90,104,154
介護支援専門員（ケアマネジャー） …… 27
空打ち ………………………………………… 86
カルボーネン法 …………………………… 144

看護師	26
間食	68
冠動脈疾患	142

き

キーパーソン	124
基礎インスリン	151
基礎カーボカウント	105
基礎分泌	129
急性合併症	11
教育モデル	145
強化インスリン療法	75,97,150,170,187

く

グリメピリド	66,74,118,132,169,184

け

計画妊娠	158
経口血糖降下薬	18
軽度認知障害(MCI)	50
血圧管理	142
血糖降下薬未処方患者への服薬指導	45
血糖自己測定	36,72,90,110,151
血糖日内変動	94
ケトアシドーシス	192
健康食品	44

こ

硬結	87,173
高齢糖尿病患者	27,95
混合型インスリン製剤	83

さ

サプリメント	44
残薬解消	139

し

持効型溶解インスリン製剤	89,97,149
自己注射	76,185
自己注射指導	32
持続血糖モニター	36,95,98
持続皮下インスリン注入	97,150
シタグリプチンリン酸塩水和物	48,58,66,74,118,184,191
シックデイ	123,146
重症低血糖	110,133
小児・思春期における糖尿病	150
小児1型糖尿病	97
小児糖尿病	156
食事療法と運動療法のかかわり	30
食事療法と薬物療法のかかわり	30
ショ糖(砂糖)	60
自律神経症状	193
視力低下	118
腎機能低下	126
心筋梗塞	141

す

スライディングスケール	154,170
スルホニル尿素(SU)薬	18

せ

生活の質	10,108,150
成長ホルモン	152

性ホルモン･････････････････････････ 152
責任インスリン ････････････････････ 154
絶対的適応 ･･･････････････････････ 11,95
セルフエフィカシー(自己効力感) ･･･････ 156
セルフケア ･･･････････････････････ 147,152
セルフマネジメント ･･････････････････ 27
セルフモニタリング ･････････････････ 27

そ
足病変 ･･････････････････････････ 188
速効型インスリン分泌促進薬(グリニド薬) ･･･ 18
ソモジー効果 ････････････････････ 104

た
体重増加 ････････････････････････ 90

ち
チアゾリジン薬 ･･･････････････････ 18
地域糖尿病療養指導士(CDEL) ･･････ 30
地域包括ケア ････････････････････ 23
チーム医療 ･･････････････････････ 30,57
注射手技 ･･･････････････････････ 83,92
注射薬 ････････････････････････ 19
中断 ･････････････････････････ 74,183
超速効型インスリン製剤 ･････････ 89,97,149
治療の三本柱 ････････････････････ 29

つ
追加インスリン ････････････････････ 151
追加分泌 ････････････････････････ 129
つわり(妊娠悪阻) ･･････････････････ 164

て
低血糖 ････････････････････ 46,68,106,191
低血糖症状 ･･･････････････････ 71,94
デュラグルチド ･････････････････ 181

と
糖質制限 ････････････････････････ 191
透析 ･････････････････････････ 125
透析患者に禁忌の薬剤 ･････････････ 126
透析患者の血糖管理 ･･･････････････ 129
透析患者の食事 ･･････････････････ 130
透析間体重増加 ･･････････････････ 130
糖毒性 ････････････････････････ 75,180
糖尿病合併妊娠 ････････････････ 103,159
糖尿病ケトアシドーシス ････････････ 11,164
糖尿病神経障害治療薬 ･････････････ 58
糖尿病腎症 ････････････････････ 133
糖尿病治療の目的 ････････････････ 10
糖尿病網膜症 ･･･････････････････ 118
糖尿病連携手帳 ････････････ 50,123,187
特定保健用食品(トクホ) ････････････ 46

に
日常生活動作 ･･････････････････ 66,83,173
日本糖尿病療養指導士(CDEJ) ･･････ 30
妊娠希望 ･････････････････････ 97,158
妊娠高血圧症候群 ････････････････ 164
妊娠中のあきらかな糖尿病 ･･････････ 159
妊娠糖尿病 ･･･････････････ 103,159,183
妊娠前の合併症管理 ･･･････････････ 160
妊娠前の血糖コントロール目標 ･･････ 160
妊娠前の薬物療法 ････････････････ 161

認知症 …………………………… 58,169
妊婦への投与 ……………………… 161

は
配合薬 ……………………………… 19

ひ
ピオグリタゾン塩酸塩 …………… 184
ビグアナイド薬 …………………… 18
肥満2型糖尿病患者 ……………… 12
ビルダグリプチン ………………… 176

ふ
フットケア ………………… 116,188
ブドウ糖 ……………………… 60,71,93
フラッシュグルコースモニタリング ……… 36,95,98,190
プレガバリン ……………………… 58

へ
並存疾患 …………………………… 23
変化ステージ ……… 47,178,182,187

ほ
訪問薬剤師 ………………………… 23
ボグリボース ………………… 48,58,66
補食 …………………………… 90,107,167
補助具 ……………………………… 34

ま
慢性腎不全 ……………………… 125

み
ミチグリニドカルシウム水和物 ………… 125

む
無自覚性低血糖 …………… 90,107,109

め
メディカルチェック ……………… 144
メトホルミン塩酸塩 …… 12,24,48,53,66,74,83,118,142,169,176,180,184,191

や
薬剤師 ……………………………… 22
薬薬連携 ……………………… 50,187

よ
要介護認定 ………………………… 169

り
リナグリプチン ………………… 53,83
利尿効果 …………………………… 56
療養指導 ……………………… 22,26

執筆者一覧

監 修
曽根博仁（そね・ひろひと）
新潟大学大学院医歯学総合研究科血液・内分泌・代謝内科教授

編 集
朝倉俊成（あさくら・としなり）
新潟薬科大学薬学部臨床薬学研究室教授

執筆者（50音順）

朝倉俊成（あさくら・としなり）
新潟薬科大学薬学部臨床薬学研究室教授 ……………………………… 第1部第4章1

稲月幸範（いなづき・ゆきのり）
下越病院薬剤課 ………………………………………………………… 第2部第5章5

井上岳（いのうえ・がく）
北里大学薬学部臨床薬学研究・教育センター薬物治療学Ⅲ講師／
北里大学北里研究所病院薬剤部課長 …………………………………… 第2部第5章6

井渕奈緒美（いぶち・なおみ）
医療法人社団清永会南陽矢吹クリニック看護師長／糖尿病看護認定看護師 …… 第1部第3章2

尾形勉（おがた・つとむ）
医療法人徳洲会仙台徳洲会病院薬剤部薬剤部長 ………………………… 第2部第5章2

翁長寛人（おなが・ひろと）
医療法人社団健進会新津医療センター病院薬剤部 ……………………… 第2部第5章4

鎌田敬志（かまだ・たかし）
鶴岡市立荘内病院診療部薬局副薬局長 …………………………………… 第2部第3章6

小林庸子（こばやし・ようこ）
杏林大学医学部付属病院薬剤部科長 ……………………………………… 第1部第2章

坂倉圭一（さかくら・けいいち）
東京医科大学病院薬剤部主査 …………………………………………… 第2部第4章4

佐竹正子（さたけ・まさこ）
薬局恵比寿ファーマシー管理薬剤師 ……………………………………… 第2部第1章1

佐藤恵理子（さとう・えりこ）
医療法人徳洲会仙台徳洲会病院薬剤部 …………………………………… 第2部第5章2

佐藤伸輔（さとう・しんすけ）
東北医科薬科大学若林病院薬剤部副薬剤師長 …………………………… 第2部第3章1

篠原久仁子（しのはら・くにこ）
フローラ薬局河和田店代表取締役 ………………………………………… 第2部第4章3

菅原秀樹（すがわら・ひでき）
調剤薬局ミッテル開成店薬局長 …………………………………………… 第2部第5章1

須藤志帆（すどう・しほ）
医療法人社団健進会新津医療センター病院薬剤部 ……………………… 第2部第5章4

清野弘明（せいの・ひろあき）
せいの内科クリニック院長 ……………………………………………………… 第2部第5章1

滝澤康志（たきざわ・やすし）
日本赤十字社飯山赤十字病院薬剤部 ………………………………………… 第2部第2章2

長井一彦（ながい・かずひこ）
下越病院薬剤課課長 ……………………………………………………………… 第2部第5章3

中野玲子（なかの・れいこ）
萬田記念病院薬局長 ……………………………………………………………… 第2部第3章3

濱口良彦（はまぐち・よしひこ）
関西電力病院薬剤部薬剤部長 ………………………………………………… 第1部第3章1

濱田ちふみ（はまだ・ちふみ）
医療法人ウェルネスサポートシステムとだか内科クリニック看護部 …… 第2部第3章4

原栄子（はら・えいこ）
新潟中央病院薬剤部薬剤部長 ………………………………………………… 第2部第2章3

廣田有紀（ひろた・ゆき）
株式会社九品寺ファーマせいら調剤薬局 …………………………………… 第2部第3章4

福澤正光（ふくざわ・まさみつ）
医療法人徳洲会仙台徳洲会病院糖尿病・代謝内科部長 …………………… 第2部第5章2

藤井博之（ふじい・ひろゆき）
国家公務員共済組合連合会虎の門病院薬剤部 ……………………………… 第1部第3章3

本田一春（ほんだ・かずはる）
公立昭和病院薬剤部薬剤部長 ………………………………………………… 第2部第4章2

本間三絵（ほんま・みえ）
社会福祉法人恩賜財団済生会長崎病院薬剤部 ……………………………… 第2部第4章1

松林泰弘（まつばやし・やすひろ）
新潟大学医歯学総合病院内分泌・代謝内科助教 …………………………… 第1部第1章

松本晃一（まつもと・こういち）
東京医科大学茨城医療センター薬剤部薬剤部長 …………………………… 第2部第3章2

丸山歩（まるやま・あゆみ）
えちごメディカル西長岡センター薬局 ………………………………………… 第2部第2章1

武藤達也（むとう・たつや）
名古屋鉄道健康保険組合名鉄病院薬剤部長 ………………………………… 第1部第4章2

森貴幸（もり・たかゆき）
大和調剤センター代表取締役社長 …………………………………………… 第2部第3章5

山﨑修治（やまざき・しゅうじ）
下越病院薬剤課 …………………………………………………………………… 第2部第5章5

監修者紹介

曽根博仁（そね・ひろひと）

新潟大学大学院医歯学総合研究科
血液・内分泌・代謝内科教授

略 歴

1990年	筑波大学医学専門学群　卒業
1990年	筑波大学附属病院内科　レジデント
1997年	米国ミシガン大学代謝内分泌内科　リサーチフェロー
1999年	筑波大学臨床医学系代謝内分泌内科　講師
2006年	お茶の水女子大学生活科学部食物栄養学科　准教授
2009年	筑波大学附属病院水戸地域医療教育センター内分泌代謝・糖尿病内科　教授
2012年	現職

おもな資格・役職

指導医：日本内科学会、日本糖尿病学会、日本内分泌学会、日本動脈硬化学会
理事：日本疫学会、日本糖尿病眼学会、日本糖尿病・妊娠学会、日本臨床栄養学会、日本臨床運動療法学会、糖尿病データマネジメント研究会（JDDM）、日本糖尿病・生活習慣病ヒューマンデータ学会、日本機能性食品医用学会
幹事：日本内分泌学会、日本先進糖尿病治療研究会
評議員／代議員：日本内科学会、日本糖尿病学会、日本糖尿病合併症学会、日本肥満学会、日本動脈硬化学会、日本公衆衛生学会、日本栄養・食糧学会、日本病態栄養学会、日本栄養改善学会
厚生労働省　薬事・食品衛生審議会委員

受 賞

2002年	長寿科学振興財団	研究奨励賞
2006年	健康加齢医学振興財団	井村臨床研究奨励賞
2010年	日本糖尿病学会	学会賞（リリー賞）
2012年	日本医師会	医学研究奨励賞
2019年	アジア糖尿病学会（AASD）	疫学研究賞

編者紹介

朝倉俊成 (あさくら・としなり)

新潟薬科大学薬学部
臨床薬学研究室教授

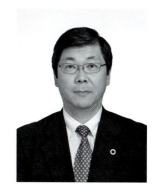

略歴

1984年	新潟薬科大学卒業
1989年	太田綜合病院薬剤部
1996年	太田西ノ内病院薬剤部薬局長補佐
2000年	博士(薬学)
2006年	新潟薬科大学薬学部臨床薬学研究室准教授
2006年〜2007年	新津医療センター病院薬剤部長(兼務)
2009年	京都医療センター予防医学研究室研究員
2012年	新潟薬科大学薬学部臨床薬学研究室教授
2015年	第4回日本くすりと糖尿病学会学術集会大会長
2019年	新潟県薬剤師会理事

認定

1999年	日本医療薬学会認定薬剤師・指導薬剤師
2001年	日本糖尿病療養指導士
2016年	日本くすりと糖尿病学会糖尿病薬物療法認定薬剤師
2017年	日本災害医学会PhDLSプロバイダー

所属学会等

日本薬学会、日本医療薬学会、日本糖尿病学会、日本くすりと糖尿病学会(副理事長、編集委員会委員長、ガイドブック編集委員会委員長、適正化委員会委員長、将来計画委員会委員長)、日本病態栄養学会(学術評議員)、日本糖尿病教育・看護学会(評議員)、NPO法人実践的糖尿病教育研究会(理事)、日本糖尿病療養指導士認定機構(試験委員)、日本糖尿病協会(「DM ensemble」編集委員、糖尿病医薬品・医療機器等適正化委員、インスリンケアサポート委員)など

受賞

2000年	日本薬学会東北支部奨励賞
2003年	2002年度 "We are up for self-care." Award 最優秀賞
2017年	2017年度日本糖尿病協会賞 "JADEC Award for Excellent Diabetes Educator in Pharmacist"

症例でわかる 明日のケアに活かせる 糖尿病薬物療法 指導力アップ講座
－看護師、薬剤師、管理栄養士…糖尿病スタッフの力で患者を支える

2019年9月15日　第1版第1刷

監　修　曽根　博仁
編　集　朝倉　俊成
発行者　長谷川　素美
発行所　株式会社メディカ出版
　　　　〒532-8588
　　　　大阪市淀川区宮原3-4-30
　　　　ニッセイ新大阪ビル16F
　　　　https://www.medica.co.jp/
編集担当　富園千夏／西川雅子
編集協力　髙島美穂／加藤明子
装幀・組版　イボルブデザインワーク
本文イラスト　ニガキ恵子
印刷・製本　株式会社廣済堂

© Toshinari ASAKURA, 2019

本書の複製権・翻訳権・翻案権・上映権・譲渡権・公衆送信権（送信可能化権を含む）は、（株）メディカ出版が保有します。

ISBN978-4-8404-6895-4　　　　　　　　　　　　　　　　Printed and bound in Japan

当社出版物に関する各種お問い合わせ先（受付時間：平日9：00～17：00）
●編集内容については、編集局 06-6398-5048
●ご注文・不良品（乱丁・落丁）については、お客様センター 0120-276-591
●付属のCD-ROM、DVD、ダウンロードの動作不具合などについては、デジタル助っ人サービス 0120-276-592